Die Heilpflanzen der Ägypter

Renate Germer

Die Heilpflanzen der Ägypter

Artemis & Winkler

Die Deutsche Bibliothek – CIP-Einheitsaufnahme

Germer, Renate:
Die Heilpflanzen der Ägypter / Renate Germer. -
Düsseldorf ; Zürich : Artemis und Winkler, 2002
ISBN 3-538-07144-6

© 2002 Patmos Verlag GmbH & Co. KG
Artemis & Winkler Verlag, Düsseldorf/Zürich
Alle Rechte, einschließlich derjenigen des auszugsweisen Abdrucks sowie
der fotomechanischen und elektronischen Wiedergabe, vorbehalten.
Umschlagmotiv: Festszene, eine Dame überreicht einer anderen eine Alraun-
wurzel. Ägyptische Wandmalerei aus dem Grab des Nakht, Schreiber und Priester
unter Thutmosis IV., Theben, Neues Reich, 18. Dynastie (15. Jh. v. Chr.)
© AKG / Erich Lessing
Umschlaggestaltung: Groothuis & Consorten, Hamburg
Satz: KompetenzCenter, Düsseldorf
Druck und Verarbeitung: fgb · freiburger graphische betriebe
ISBN 3-538-07144-6
www.patmos.de

Inhalt

Vorwort

Das vorliegende Buch über die im pharaonischen Ägypten verwendeten Heilpflanzen ist nicht als reines Nachschlagewerk gedacht, sondern es soll dem an diesem Thema interessierten Leser auch die Möglichkeit geben, sich in einem fortlaufenden Text umfassend zu informieren. Daraus ergibt sich, dass nicht jede Passage, wie eigentlich nötig, mit einer Fülle von Quellenhinweisen versehen werden kann. Es wurden einige grundlegende Werke benutzt, die im Literaturverzeichnis aufgeführt sind, nicht jedoch im Text eigens angegeben werden. So beziehen sich Hinweise auf die antiken Autoren Plinius und Dioskurides auf die »Plinii Naturalis Historia« bzw. »Des Pedanios Dioskurides Arzneimittellehre in fünf Büchern«. Die einzige grundlegende Arbeit über die in den koptischen medizinischen Texten erwähnten Heilpflanzen stammt von Walter Till und trägt den Titel »Die Arzneikunde der Kopten«. Die frühesten Aufzeichnungen über die im Ägypten der modernen Zeit benutzten Heilpflanzen liegen von Prosper Alpin vor in seinen Werken »Prosperi Alpini de Plantis Aegypti Liber« und »De Medicina Aegyptiorum«. Angaben über die noch heute in der ägyptischen Volksmedizin genutzten Heilpflanzen sind den Arbeiten von Boulos, Ducros und Moursi entnommen. Genauere Angaben zu einzelnen Pflanzen des pharaonischen Ägypten sind in meiner »Flora« und dem »Codex« von Vartavan und Amorós nachzulesen. Auf alle anderen Quellen wird direkt verwiesen.

Ein großes Problem stellte die Schreibung von altägyptischen, hieroglyphischen Pflanzennamen dar. Da der Nichtägyptologe mit der in Klammern angegebenen Umschrift nicht viel anfangen kann, aber doch gerne wissen möchte, wie denn der Name so ungefähr geklungen hat, ist diese Umschrift – wo möglich – »eingedeutscht«. Da in allen arabischen oder semitischen Sprachen in der Regel nur die Konsonanten ausgeschrieben werden, ist eine klangliche Rekonstruktion samt der Vokale nicht möglich. Der Leser sollte über Ausdrücke wie »tḥwỉ-Früchte« einfach hinweglesen; um den Ägyptologen handfeste Informationen bieten zu können, schienen diese Zungenstolperer allerdings unverzichtbar. Die so entstandenen Namen sind kursiv gedruckt. Wissenschaftlich ist dies sicherlich problematisch, aber ich sah keine andere Lösung.

Die Übersetzungen altägyptischer medizinischer Textstellen sind, sofern nicht anders angegeben, dem »Handbuch der Medizin der Alten Ägypter« von Westendorf und dem »Grundriß der Medizin« von Grapow et al. entnommen.

Aus Kostengründen hätten nicht alle Pflanzen fotografisch farbig dokumentiert werden können. Um aber dem Buch ein einheitliches Aussehen zu geben, haben wir deshalb bewusst ganz auf Farbfotos verzichtet und bevorzugt Strichzeichnungen abgebildet. Hinzu kommt, dass gerade Pflanzen durch Zeichnungen oft viel besser charakterisiert werden können als durch Fotos. Absichtlich wurde gerne auf die alten Zeichnungen von Botanikern und Reisenden in Ägypten zurückgegriffen, weil diese oft eine heute nur noch selten erreichte Qualität haben und dazu noch einen besonderen Charme besitzen.

Ich hoffe, dass trotz der aufgeführten Kompromisse das Buch sowohl für den Botaniker als auch den Ägyptologen und natürlich auch für den Laien interessant und verständlich ist.

Heilpflanzen –
die Grundlage der altägyptischen Medizin

>»Dort (in Ägypten) bringt die fruchtbare Erde mancherlei Kräuter hervor zu guter und schädlicher Wirkung zu mischen. Dort ist jeder ein Arzt und übertrifft an Erfahrung alle Menschen.«
>
> *(Homer, Odyssee IV 227)*

Die Heilkunst der altägyptischen Ärzte beruhte, wie es schon Homer erwähnt, zum großen Teil auf ihrem Wissen um die pharmazeutische Wirkung vieler Pflanzen. Die Erfolge ihrer medizinischen Behandlungen waren in der ganzen damaligen Welt des Ostmittelmeerraumes bekannt und geschätzt. So ist es verständlich, dass ausländische Herrscher den ägyptischen Pharao um die Entsendung von Ärzten an ihre Höfe baten, vor allem zur Behandlung von Familienangehörigen. Schriftliche Belege für den Wunsch nach einem ägyptischen Arzt finden wir bereits in den Amarnabriefen, der in Keilschrift abgefassten und auf Tontafeln geschriebenen Korrespondenz Echnatons mit Herrschern im syrisch-palästinensischen Raum.

Auch an Ramses II. wurde die Bitte um medizinische Hilfe herangetragen. Im Tontafelarchiv von Bogazköy entdeckte man einen Brief von ihm – sein Antwortschreiben auf eine Anfrage des hethitischen Königs Hatuschili. In der damals üblichen Korrespondenzform beginnt der Brief Ramses II. mit der Wiederholung der hethitischen Anfrage:

>»Mein Bruder (Ramses) möge mir einen Mann hersenden, um für sie (meine Schwester Matanazi) eine Arznei zu bereiten, um sie gebären zu lassen.«

Daraufhin antwortet Ramses II.:

>»Siehe, die Matanazi, die Schwester meines Bruders – ich der König, dein Bruder, kenne sie. Eine 50-jährige soll sie sein? Aus-

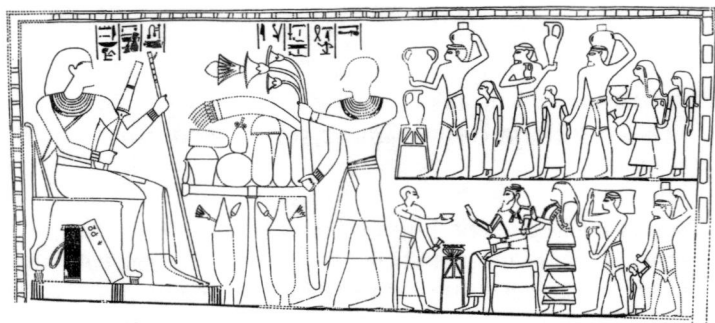

Abb.1 *Der Arzt Nebamun empfängt einen Syrer und dessen Frau, 18. Dynastie*

geschlossen! Eine 60-jährige ist sie! Und siehe, eine Frau, die
50 Jahre vollendet hat – man kann keine Kräuter für sie brauen,
um sie gebären zu lassen.«[1]

Dieser interessante Schriftwechsel zeigt deutlich, dass die
Hethiter von der Kunst der ägyptischen Ärzte gehört hatten,
und sich deshalb wegen des Problems der Kinderlosigkeit der
Schwester des Königs mit der Bitte um medizinische Hilfe an
den ägyptischen Pharao wandten. Die Antwort fiel für sie jedoch sicher enttäuschend aus, denn Ramses II. stellt ganz
sachlich fest, selbst mit ägyptischen Kräutern könne man einer
60-jährigen Frau ihre Fruchtbarkeit nicht zurückgeben.

Es ist auch durchaus vorstellbar, dass vornehme ausländische Kranke nach Ägypten reisten, um dort einen Arzt zu kon-
sultieren. Im Grab des Arztes und königlichen Schreibers Nebamun in Theben aus der 18. Dynastie ist eine ungewöhnliche
Darstellung erhalten (Abb. 1). Nebamun sitzt vor einem
Opfertisch, sein Bruder reicht ihm Blumen und ihm gegenüber
sieht man Syrer, die Gefäße bringen. Daran ist eigentlich
nichts Besonderes, denn in seiner Funktion als königlicher
Schreiber kann auch Nebamun syrische Tribute entgegenge-
nommen und registriert haben. Einmalig ist jedoch die Szene
darunter. Ein syrischer Fürst sitzt auf einem Hocker, seine
Frau steht hinter ihm und ein junger Ägypter reicht ihm eine
Schale, in die er aus einem kleinen Krug etwas gegossen hat.

Leider gibt keine Inschrift Auskunft über diesen Syrer, aber es ist vielleicht nicht allzu abwegig, hier einen Syrer zu sehen, der zu Nebamun in seiner Eigenschaft als Arzt gekommen ist und von ihm einen Heiltrank erhält.

Doch welche Heilkräuter waren es nun, die den ägyptischen Ärzten einen so hohen internationalen Ruf verliehen? Bis jetzt ist noch kein Grab eines Arztes gefunden worden, dem man seinen Apothekenkasten für die Reise ins Jenseits mitgegeben hatte, was uns einen Einblick in die damals gebräuchlichen Heilkräuter geben würde. So sind wir vor allem auf Textquellen angewiesen.

Seit dem ersten Auffinden von Papyri mit medizinischem Inhalt in Theben in den zwanziger und sechziger Jahren des vorigen Jahrhunderts (Papyrus Berlin, Papyrus Ebers und Papyrus Smith) und weiteren in der Folgezeit haben eine ganze Reihe von Ägyptologen versucht, den Heilpflanzenschatz der altägyptischen Ärzte zu identifizieren. Doch leider sind wir auch heute noch weit davon entfernt zu wissen, was diese ihren Patienten bei verschiedenen Krankheiten verabreicht haben. Warum dies so ist wird deutlich, wenn man einmal einen Text aus der Arzneimittellehre des Dioskurides, eines römischen Militärarztes aus dem 1. Jahrhundert n. Chr., mit einer altägyptischen Rezeptur vergleicht. So heißt es bei Dioskurides:

»Der Narkissos... die Blätter gleichen dem Porree, sind zart, aber um vieles kleiner und schmaler. Der Stengel ist leer, blattlos, über einen Spann hoch, daran befindet sich eine weiße Blüte, die in der Mitte eine safrangelbe, oft auch purpurfarbige Höhlung hat... Wird die Wurzel gekocht und gegessen oder getrunken, so erregt sie Erbrechen. Feingestoßen mit Honig ist sie ein gutes Mittel bei Verbrennung, als Umschlag verklebt sie auch durchschnittene Sehnen.« *(Buch IV, Kap. 158)*

Ohne Schwierigkeiten lässt sich aus diesem Text mit seiner genauen Beschreibung der Pflanze die pharmazeutische Nutzung der Tazette (Narcissus tazetta L.) erkennen, deren Zwiebel innerlich als Brechmittel und äußerlich bei Verletzungen zur Anwendung kam.

Eine übliche altägyptische Rezeptur lautet hingegen zum Beispiel:

»Ein anderes (Heilmittel für eine Sekret absondernde Wunde) ṯḥwi-Früchte 1, Haar von wš't 7, Öl/Fett 1, Honig 1, Koniferenharz 1, Küchenzwiebel 7 Stück, abgestorben, werde zerrieben, werde damit verbunden.« *(Eb 519)*

Aus dem Text und der Schreibung der einzelnen Produkte lässt sich nicht erkennen, was *ṯḥwi*-Früchte sind, ob es sich bei »Haar von *wš't* um ein pflanzliches oder tierisches Produkt handelt und ob das Öl/Fett von einem Tier oder einer Pflanze stammt. Nur die Küchenzwiebel und das Koniferenharz konnten identifiziert werden. Die Zwiebel war ein wichtiges Nahrungsmittel und ist häufig in Gräbern mit der Angabe ihres Namens abgebildet. Das Koniferenharz ist aus Wirtschaftstexten, die den Import aus Palästina auflisten, angegeben und ließ sich anhand dieser Quellen deuten.

Es muss aber auch in pharaonischer Zeit schon Heilpflanzen und ihre Nutzung beschreibende Texte gegeben haben, nur sind sie uns nicht erhalten. Ein Hinweis darauf befindet sich im Papyrus Ebers, der ein ganz kurzes Stück aus einer solchen Abhandlung zitiert. Dort heißt es in einem Bericht über die Verwendung der Rizinuspflanze:

»Die Kenntnis von dem, was man macht aus der Rizinuspflanze, als etwas, das gefunden ist in Schriften alter Zeit, als etwas für die Menschen Nützliches.« *(Eb 251)*

Es folgt dann allerdings keine Beschreibung vom Aussehen der Pflanze, sondern nur die Aufzählung der Verwendung ihrer Teile: Wurzel, Same und das aus dem Samen gewonnene Öl. Wenn wir nicht aus anderen Texten weitere Hinweise auf den ägyptischen Namen für Rizinus hätten, ließe sich diese Pflanze allein aus dem medizinischen Text nur schwer identifizieren.

Es gibt aber noch weitere Hinweise auf botanische Spezialliteratur, die jeweils nur eine Pflanze behandelte. Zwei etwa Handteller große Fayencetafeln sind mit dem Namen des Pharao Amenophis III. beschriftet und tragen darunter die An-

gabe: »Buch vom Moringa-Baum« bzw. »Buch vom Granat-
apfelbaum«. Hierbei handelt es sich vermutlich um Fayence-
einlagen von Kästen, in denen diese Papyrusrollen mit botani-
schem Inhalt einst verwahrt waren.[2]
Erst aus römischer Zeit im 2. Jahrhundert n. Chr., vermutlich aus Tebtunis am Südrand des Fayum stammend, sind uns
die Fragmente eines demotisch geschriebenen »Handbuches
der Arzneimittelpflanzen« erhalten. Leider ist der Papyrus
aber so stark von Insekten zerfressen, dass nur noch Bruchstücke zu entziffern sind. Aufgeführt werden darin etwa
90 Pflanzen, jede mit einer fortlaufenden Nummer versehen.
Auf die Nennung des Namens folgt ein Charakteristikum
ihres Aussehens und/oder ihres Standortes sowie ein bis zwei
Angaben, bei welcher Erkrankung sie helfen soll. Möglicherweise ist dieser Papyrus die Abschrift eines älteren Textes,
doch dies lässt sich aus der Art der Sprache nicht eindeutig ab-
lesen.[3]

Pflanzennamen – Beschreibung und Magie

Wie benannten nun die Ägypter die Pflanzen ihrer Umwelt, die
sie in vielfältiger Weise nutzten? Es gab noch keine Pflanzen-
systematik, die nahe verwandte Arten oder ähnlich aussehende
Arten mit Namen versahen. So sprechen wir heute im Deutschen von der Eselsdistel (Onopordon), Gänsedistel (Sonchus),
Nickender Distel (Carduus nutans L.), Alpendistel (Carduus
defloratus L.), Mariendistel (Silybum) usw., und jedem ist klar,
dass es sich hierbei um stechende Pflanzen von »distelartigem
Aussehen« handelt. Ägyptische Pflanzennamen bezeichnen
aber eine Pflanze ohne Hinweis auf das Aussehen einer ganzen
Pflanzengruppe. Bei den meisten Namen können wir heute
keinen Grund für gerade diese Benennung erkennen. Es gibt
davon nur einige wenige Ausnahmen, die das Aussehen des
Krautes erahnen lassen, wie der »Mäuseschwanz«, das »Rotholz«, »der Stein der wächst« und das »Schlangenholz«.

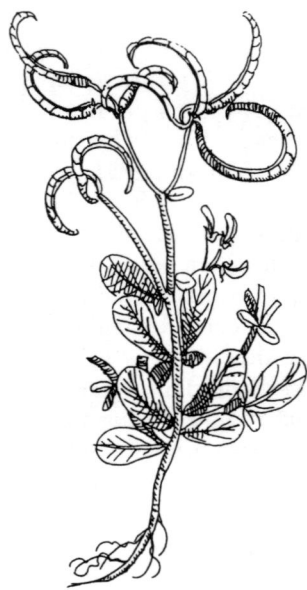

Abb. 2 *Das Skorpionskraut mit seinen Skorpionsschwänzen ähnelnden Hülsen*

Gerade der letzte Name Schlangenholz wirft die Frage auf, ob die Ägypter möglicherweise einzelne Heilpflanzen auch in Form eines Sympathiemittels benutzt haben. Wurde die Pflanze Schlangenholz also gegen Schlangenbisse verordnet, weil sie tatsächlich dabei half oder nur weil sie wie eine Schlange aussah?

Unter Sympathiemitteln versteht man Arzneimittel, die aufgrund ihres Aussehens, manchmal auch wegen des Geruches, für die Behandlung von Krankheiten benutzt werden, ohne dass sie dafür eine spezielle pharmazeutische Wirkung erkennen lassen. Dazu zählt in unserem heutigen Sprachgebrauch das Leberblümchen (Hepatica nobilis Mill.), dessen Blätter die Form einer Leber haben und deshalb bei Leberbeschwerden helfen sollen. Diese Auswahl einer Heilpflanze nach ihrem Aussehen findet sich schon in der griechischen Medizin, so soll das Skorpionskraut (Scorpiurus, Abb. 2) bei Skorpionsstichen

14

helfen, weil die Frucht einem Skorpionsschwanz ähnelt. Bei Dioskurides heißt es dazu:

»Das Pflänzchen Skorpioneides hat kleine Blätter und dem Skorpionsschwanz gleichende Samen (gemeint sind die Hülsen). Es hilft als Umschlag vortrefflich gegen Skorpionsstiche.«

(Dioskurides IV 192)

Die Verwendung von Sympathiemittel lässt sich auch in der altägyptischen Medizin erkennen. So soll zermahlene Straußeneischale bei einem Schädelbruch helfen, also die feste Eischale zu einem schnellen Nachwachsen des beschädigten Schädelknochens führen.

Bei den altägyptischen Heilpflanzen können wir allerdings solche Sympathiemittel aus den medizinischen Papyri nicht identifizieren, so wird z.b. das Rotholz nicht speziell gegen Krankheiten, bei denen Blut austritt, verordnet und die Haarfrucht nicht in Rezepturen erwähnt, die sich besonders mit Haarausfall oder ähnlichen Problemen beschäftigen. Eine Ausnahme davon scheint nur die Behandlung von Skorpionsstichen und Schlangenbissen zu sein. Hier finden wir als Heilmittel das »Skorpionskraut« und das »Schlangenholz«, von denen wir aber nicht wissen, welche Pflanzen sich hinter diesen Bezeichnungen verbergen. Ansonsten aber scheint das Aussehen einer Pflanze den ägyptischen Arzt nicht zu ihrer Verordnung bei speziellen Krankheiten angeregt zu haben.

Pflanzennamen können aber nicht nur das Aussehen einer Pflanze angeben, sondern oft auch eine gewisse magisch-religiöse Bedeutung. Vertraut sind uns im christlichen Europa Begriffe wie Marienblümlein (Bellis perennis L.), Christusblut (Hypericum perforatum L.) oder Teufelsapfel (Citrullus colocynthis [L.] Schrad.) und Teufelsauge (Adonis vernalis L.). So sollte man gerade für das pharaonische Ägypten, wo alle Erscheinungen der Natur als das Wirken göttlicher Mächte angesehen wurden, auch bei den Heilpflanzen viele Bezüge auf magisch-religiöse Vorstellungen erwarten. Aber auch hier enttäuschen uns die medizinischen Papyri. Es gibt kaum Hinweise auf Pflanzennamen, die eine spezielle magische Bedeutung einer Heilpflanze ausdrücken. Nur einmal wird jeweils eine

15

Pflanze »Schutz der Isis«, »Bild des Horus« und »Bild des Seth« genannt, und auch die Pflanze mit dem bedeutungsvollen Namen »Leben ist darin« finden wir in den mehr als tausend Rezepturen nur dreimal und »Schaden abwenden« fünfmal erwähnt.

Auch wenn wir nur sehr wenige altägyptische Pflanzennamen deuten können und deshalb mit unseren Rückschlüssen sehr vorsichtig sein müssen, vermitteln uns die Namen der in den medizinischen Papyri genannten Heilpflanzen das Bild einer vor allem auf empirischem Wissen um die pharmazeutische Wirkung der einzelnen Pflanzen beruhenden Heilkunde. Der Einsatz von Pflanzen aufgrund ihrer magisch-religiösen Bedeutung oder als Sympathiemittel scheint nur eine ganz untergeordnete Rolle gespielt zu haben.

Die heutige ägyptische Volksmedizin – eine Informationsquelle über altägyptische Heilpflanzen

Neben den medizinischen Papyri gibt es noch eine weitere Quelle für die Erforschung des altägyptischen Heilmittelschatzes: die heutige Volksmedizin in Ägypten. Diese wurde allerdings bisher nur ganz vereinzelt mit in die Untersuchung der pharaonischen Arzneimittelpflanzen einbezogen. Das liegt zum großen Teil daran, dass es bis vor kurzem keine umfassende Darstellung der noch heute im Niltal verwendeten Heilpflanzen gab. Das hat sich erst jetzt durch die Arbeiten von Boulos und Moursi geändert. Darüber hinaus erkannte man in den letzten Jahren immer mehr, wie wichtig ganz allgemein die Erforschung pflanzlicher Heilmittel ist. Dies führte dazu, dass deutsche und ägyptische Naturwissenschaftler an den Universitäten Hannover, Bayreuth, Kairo und Heluan gemeinsam begannen, die pharmazeutisch wirksamen Substanzen in ägyptischen Heilpflanzen zu identifizieren.

Doch nicht nur diese modernen Untersuchungen geben uns

Einblick in die ägyptische Volksmedizin, von der wohl gerade im letzten Jahrhundert mit der Einführung moderner Pharmaka schon ein Teil verloren ist. Viele Informationen verdanken wir dem italienischen Arzt Prospero Alpini (1553 – 1616). Er begleitete den venezianischen Konsul als medizinischen Berater nach Ägypten und blieb dort für drei Jahre von 1581 – 1584. Alpini beschäftigte sich in dieser Zeit intensiv mit der ägyptischen Medizin und vor allem den damals angewandten Heilpflanzen. Sein Buch »De Plantis Aegypti Liber« wurde später von dem deutschen Arzt Johann Wesling, der vier Jahre, ebenfalls in der Funktion des medizinischen Beraters der Konsule von Venedig, in Ägypten verbrachte, erweitert und in einer gemeinsamen Publikation 1640 herausgebracht (Abb. 3). Ihre Beschreibungen des Arzneimittelpflanzen-Schatzes der Volksmedizin, verbunden mit vielen Zeichnungen ägyptischer Heilpflanzen, sind auch heute noch von großem wissenschaftlichen Wert.

Man mag sich fragen, ob in einem so langen Zeitraum von etwa 4 Jahrtausenden und wechselnden Kulturen – vom pharaonischen Ägypten über das christlich-koptische bis in das islamische – überhaupt eine fortlaufende Nutzung von Heilpflanzen in der ägyptischen Volksmedizin zu erwarten ist. Sicher sind viele in späteren Zeiten hinzugekommen, sei es durch Einbürgerung oder als Import aus Ländern, zu denen in pharaonischer Zeit noch kein Kontakt bestand. Doch die zur heimischen Flora Ägyptens gehörenden Pflanzen mit pharmazeutischer Wirkung wachsen ja nach wie vor an ihren alten Standorten und warum sollte man sie nicht zu allen Zeiten gleichbleibend nutzen?

Da wir bei der Betrachtung der altägyptischen Pflanzennamen gesehen hatten, dass anscheinend magisch-religiöse Vorstellungen bei der Auswahl nur eine untergeordnete Rolle gespielt haben, war ihre weitere Nutzung unabhängig von der vorherrschenden Religion. Dies wird deutlich am Beispiel der Anastatica hierochuntina (siehe S. 137), die sich bereits an einer altägyptischen weiblichen Mumie fand. Heute wird die Pflanze in Ägypten sowohl »Marienhand« als auch »Hand der Fatima« (Tochter des Propheten Mohammed) genannt

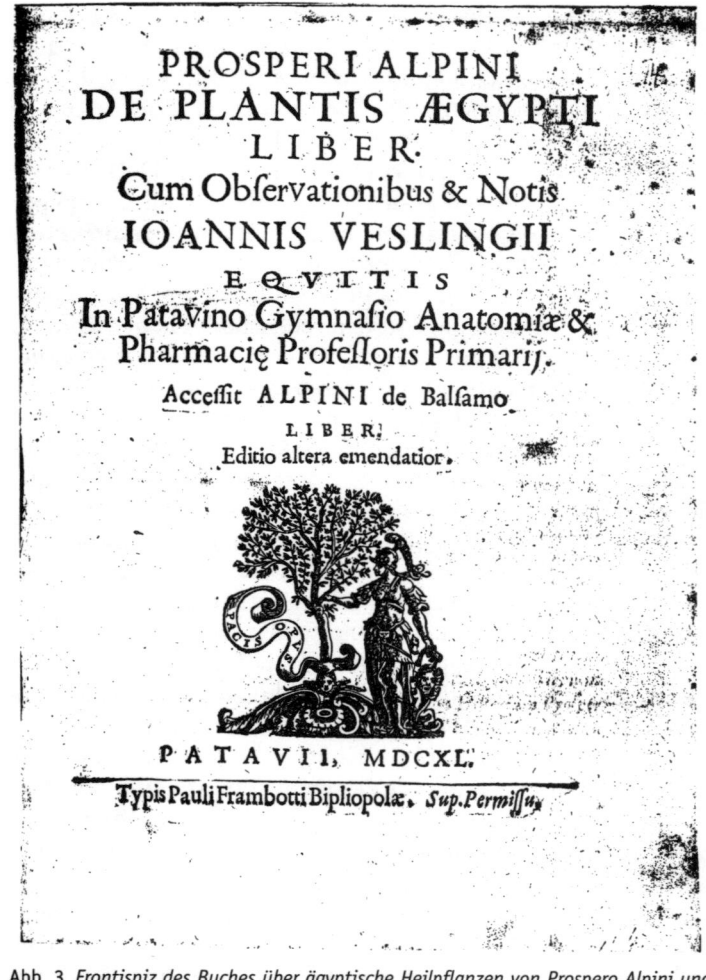

PROSPERI ALPINI
DE PLANTIS ÆGYPTI
LIBER.
Cum Obfervationibus & Notis
IOANNIS VESLINGII
EQVITIS
In Patavino Gymnafio Anatomiæ &
Pharmaciæ Profefloris Primarij.
Acceffit ALPINI de Balfamo
LIBER,
Editio altera emendatior,

PATAVII, MDCXL.
Typis Pauli Frambotti Bibliopolæ. *Sup.Permiffu.*

Abb. 3 *Frontispiz des Buches über ägyptische Heilpflanzen von Prospero Alpini und Johannis Weslinger*

und von beiden Religionsgruppen in gleicher Weise in der Frauenheilkunde verwendet.

Wie tief der Gebrauch von speziellen Pflanzen in der ägypti-

schen Bevölkerung verwurzelt ist, zeigt auch die Nutzung von
Cyperus articulatus, eines Riedgrases. Im Kosmetikkästchen
der Königin Mentuhotep aus der Zeit um 1600 v. Chr., das
man in ihrem Grab in Theben gefunden hatte, lagen eine Anzahl von Wurzelknollen, die botanisch nicht exakt bestimmt
werden konnten, es gab nichts Vergleichbares in der heimischen Flora. Per Zufall beobachtete die Botanikerin Vivi Täckholm in Ägypten Mädchen, die in Blumentöpfen das Riedgras
Cyperus articulatus anpflanzten. Nur unter diesen künstlichen
Bedingungen – wachsen in einem Topf – bilden sich an der
Pflanze große Wurzelknollen, die genau so aussehen wie die
aus dem altägyptischen Kosmetikkasten. Die Knollen haben
einen starken aromatischen Duft, und die Mädchen steckten
sie sich in die Haare, um sie zu parfümieren. So war das Rät-
sel um die Wurzelknollen der Königin Mentuhotep gelöst, sie
stammten von dem Riedgras Cyperus articulatus, allerdings in
einem Topf angepflanzt. Schon damals hatte man diese Knollen gezüchtet, um sich damit zu parfümieren, und diese Sitte
hat sich bis in unsere Zeit erhalten.

So kann man davon ausgehen, dass das große, auf Erfahrung beruhende Wissen der altägyptischen Ärzte über die
Wirksamkeit der einheimischen Heilpflanzen nicht mit dem
Untergang des Pharaonenreiches verloren gegangen ist. Ihre
späteren Kollegen der koptischen und islamischen Zeit haben
sicherlich die Nutzungsmöglichkeiten der Flora des Niltales
für die Medizin gekannt und bewahrt. Erst in moderner Zeit,
mit dem Aufkommen der industriell hergestellten Heilmittel,
begann das Wissen um die Kraft der ägyptischen Heilkräuter
zu verschwinden und ist heute nur noch in ländlichen Bevöl-
kerungsteilen erhalten.

Wer wandte die Heilkräuter an?

Bisher wurden schon mehrfach die ägyptischen Ärzte erwähnt
als Personen, die sich um die medizinische Versorgung der Be-

völkerung kümmerten. Wer waren nun diese Ärzte, welche Ausbildung hatten sie erhalten, welchen sozialen Rang nahmen sie ein und in welchem Verhältnis standen sie zu religiös-magischen Praktiken?

Über die altägyptischen Ärzte sind wir recht gut informiert, mehr als 130 sind uns mit Namen bekannt, angefangen in der 3. Dynastie bis in die ptolemäische Zeit. In den Inschriften ihrer Gräber oder auf ihren Statuen finden wir ihre Titel aufgeführt, das heißt Angaben über den sozialen Rang. Die Ärzte, die am Hof des Pharao arbeiteten, waren in einer Beamten-Hierarchie gegliedert, wie wir es auch von anderen Berufsgruppen, etwa den Schreibern, kennen. Es gab den Titel Hofarzt und darüber war der Vorsteher der Hofärzte. Aus dieser Gruppe wurden dann bei Bedarf Ärzte ins Ausland zu befreundeten Herrschern geschickt. Nur den Titel Arzt trugen hingegen diejenigen, die Steinbruchexpeditionen begleiteten sowie vermutlich auch die militärischen Feldzüge und das Heer der Arbeiter an den großen königlichen Bauten versorgten. Außerdem finden wir Ärzte noch bei den Tempeln und auf den großen Landgütern.

Im Allgemeinen geht man davon aus, dass der angehende Arzt seine erste Ausbildung bei seinem Vater oder einem Lehrherrn erhielt, wie es auch Diodor beschreibt. Dazu passen die Angaben in dem späteren, koptischen medizinischen Papyrus Chassinat, dass dieser von einem Arzt für seinen Sohn geschrieben worden ist, dessen Großvater auch schon Arzt gewesen war. Allerdings scheint die Familientradition in dem Beruf Arzt in Ägypten nicht so stark ausgeprägt gewesen zu sein wie im späteren klassischen Griechenland, denn aus der Gruppe der 130 namentlich bekannten Ärzte lassen sich nur eine Arztfamilie und einmal zwei Brüder als Ärzte erkennen.

Nach der Grundausbildung verbrachte der junge Mediziner vermutlich einige Zeit im »Haus des Lebens«, das sind den Tempeln angeschlossene Bildungseinrichtungen, in denen sich auch die Bibliotheken befanden. Dort erhielt er eine mehr akademisch ausgerichtete Weiterbildung. Zu den Tempeln gehörten große Gartenanlagen, und sicherlich diente ein kleiner Bereich darin als Medizinal-Garten, in dem man Heilpflanzen kultivierte. Hier wurde dem Arzt das Erlernen der pharmazeutischen Wirkung der einzelnen Heilpflanzen ermöglicht. Den Beruf Pharmazeut oder Kräuterhändler gab es nicht. Die medizinischen Texte wenden sich bezüglich der Herstellung der aus vielen verschiedenen Produkten bestehenden Heilmittel direkt an den Arzt. Dort heißt es:»...dann sollst du machen...« oder ...dann sollst du geben...« So wird der Arzt seine Heilpflanzen entweder aus einem Tempelgarten oder einem eigenen, für diese Zwecke angelegten, bezogen haben. Das Sammeln und Trocknen der wild wachsenden Kräuter aus der näheren Umgebung übernahm dann einer seiner Gehilfen. Ausländische Pflanzenprodukte erhielt der Arzt von staatlicher Stelle.

Herodot berichtet uns nun, dass es in Ägypten viele Ärzte gegeben habe, die sich auf die Behandlung einzelner Krankheiten spezialisiert hätten:

>Die ärztliche Kunst ist in folgender Weise unter ihnen verteilt. Nur für eine einzige Krankheit ist jeder Arzt da und nicht für mehrere. Und alles ist von Ärzten voll; denn die einen stehen da als Ärzte für die Augen, die anderen für den Kopf, die anderen für die Zähne, die anderen für den Unterleib, die anderen für die inneren Krankheiten.«   *(Herodot II 84)*

Diese, wenn auch sicher von Herodot etwas übertriebene Beschreibung scheint sich in den Titeln der Ärzte zu bestätigen. Dennoch muss man bei der Deutung der Mediziner-Titel sehr vorsichtig sein und zwischen richtigen, berufsbezogenen Amtstiteln und Ehrentiteln unterscheiden. Eindeutig belegen lässt sich der Augenarzt, bei dem »Zahnarzt« scheint es sich hingegen mehr um einen Zahnpfleger gehandelt zu haben wie es auch den Nagelpfleger und den Haarpfleger gegeben hat.

Die zwei anderen Titel »Arzt des Leibes« und »Kenner des Wassers im Innern des *ntnt.t*-Körperteiles«, die beide von dem Hof- und Augenarzt *Iri* aus der 6. Dynastie getragen wurden, scheinen keine spezielle medizinische Tätigkeit anzugeben, sondern Ehrentitel zu sein. Sie sollen wohl die umfangreichen medizinischen Kenntnisse dieses Mannes unterstreichen. *Iri* trägt außerdem noch den Titel »Hüter des Afters«. Damit ist sicherlich nicht der Facharzt Proktologe gemeint, sondern es soll ausgedrückt werden, dieser Arzt war so bedeutend, dass er sogar dem Pharao, einem Gottkönig, Klistiere verabreichen durfte, die einen wichtigen Bestandteil altägyptischer medizinischer Behandlung darstellten.

Bisher wurde immer nur von männlichen Ärzten gesprochen. Es gibt aber aus dem Alten Reich eine Scheintür, deren Inschrift sich auf die Ärztin *Peseschet* bezieht. Die Frau war sogar Vorsteherin von Ärztinnen oder Ärzten, eindeutig lässt sich dieser Titel nicht übersetzen. Die Scheintür befand sich ursprünglich vermutlich im Grab ihres Sohnes, der mit auf ihrer Scheintür abgebildet ist (Abb. 4). Diese Nennung einer Ärztin ist absolut singulär, erst um 300 v. Chr., also etwa 2000 Jahre später, ist eine weitere Ärztin belegt. So muss man doch wohl zweifeln, ob es im Alten Reich tatsächlich ausgebildete Ärztinnen gegeben hat. Vielleicht liegt hier eher ein Fall von »Österreichischer Titeltradition« vor, wo die Frau eines Hofrates auch mit »Frau Hofrat« angeredet wird. Und in unserem speziellen altägyptischen Fall sollten die Titel eventuell Rechtsansprüche oder Einkommen ihres Mannes, der möglicherweise schon verstorben war, dokumentieren.[4]

Medizinisch geschulte Frauen gab es sicherlich, wenn auch nicht in einer Beamtenhierarchie gegliedert, und ihr Tätigkeitsbereich lag vermutlich vor allem im Bereich der Geburtshilfe. Wenn auch die medizinischen Papyri Geburtshilfe und Frauenerkrankungen als Aufgabenbereich des Arztes mit aufführen, wird man jedoch in der Praxis nicht zu jeder Geburt einen Arzt hinzugezogen haben. Hier medizinische Hilfe zu geben, lag in den Händen von erfahrenen Frauen. Die Berufsbezeichnung Hebamme ist in ägyptischen Texten nicht belegt, es wird sich dabei wohl um ältere Frauen gehandelt haben. Sie kannten sicherlich eine ganze Reihe von Heilkräutern zur Erleichterung der Geburt, sei es zur aktiven Geburtsunterstützung oder zur allgemeinen Beruhigung und Schmerzlinderung.

Auch bei den vielen unbedeutenderen Erkrankungen, die häufig auftraten, wie kleineren Verletzungen, den üblichen Kinderkrankheiten oder leichteren Beschwerden, hat man nicht gleich einen Arzt gerufen. Hier kam die heilkundliche Erfah-

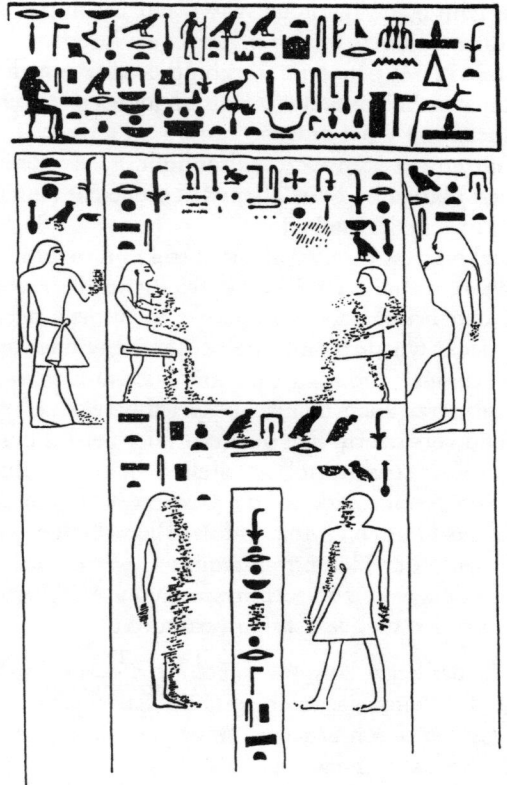

Abb. 4 *Scheintür der Ärztin (?)* Peseschet *aus dem Alten Reich*

rung von Laien, vermutlich einzelnen Frauen in den Haushalten oder Dörfern, zur Anwendung, die für viele Probleme Hausmittel kannten. Diese bestanden zum großen Teil aus erprobten Pflanzenprodukten, die man aus im Garten gezogenen Heilpflanzen herstellte oder aus der Wildflora sammelte.

Dieser Arzneischatz unterschied sich nur in einem Punkt deutlich von dem des approbierten Arztes, ausländische Pflanzenprodukte waren nur schwer zu bekommen. Die Außenhandelsbeziehungen Ägyptens waren ein Monopol des Pharao, und die einfachen Bürger erhielten so begehrte Produkte wie Weihrauch, Myrrhe oder Terebinthenharz nur durch Zuteilung von staatlichen Stellen. Das Gleiche galt für ausländische Gewürze wie Wacholderbeeren oder Pfeffer, die nicht im eigenen Garten gezogen werden konnten. So werden sich die pflanzlichen Hausmittel vor allem auf die leicht zugänglichen Produkte konzentriert haben.

Die Tätigkeit des Arztes war nicht frei von magisch-religiösen Aufgaben, wenn auch dieser Bereich vor allem von seinen Kollegen, den Priestern, Zauberern und Skorpionsbeschwörern, abgedeckt wurde. Die Texte beschreiben, dass besonders bei Erkrankungen, die man sich durch Dämonen verursacht dachte, vom Arzt auch magische Sprüche zu rezitieren sind. Anscheinend versicherte sich der Arzt aber bereits bei der Zubereitung seiner Heilmittel göttlichen Schutzes durch das Sprechen von Anrufungen an die Götter. So ist ein spezieller Spruch für das Öl, den Honig und das Bier erhalten, und auch die Instrumente der Heilmittelbereitung, wie etwa die Messbecher, die der Arzt zum Abmessen von Abführmittel gebrauchte, wurden magisch aufgewertet:

»Spruch für das Hekat-Maß: Was anbetrifft: dieses Hekat-Maß ist das Auge des Horus, gemessen, geprüft. Isis brachte es ihrem Sohn Horus, um seinen Bauch zu öffnen, um abgehen zu lassen das Schlechte, das in seinem Bauch war.« *(H 213)*

Wie wurden die Heilpflanzen verabreicht?

Nachdem der Arzt seine Diagnose gestellt hatte, schritt er zur Behandlung. Allerdings nur dann, wenn er für den Patienten eine Überlebenschance sah. Aussichtslose Fälle – seiner Meinung nach – behandelte er nicht.

Für die meisten Erkrankungen mixte der Arzt ein Heilmittel aus vielen verschiedenen Zutaten, die mineralischen, tierischen oder pflanzlichen Ursprungs waren. Dabei maß er die einzelnen Produkte genau ab, entweder in einem Hohlmaß oder nach Stückzahl. Für uns heute ist es sehr schwierig, in den einzelnen Verordnungen zu erkennen, welche der verarbeiteten Produkte für den Arzt nur die Trägersubstanz waren und welche er als tatsächliche Wirkdroge mit einer ganz spezifischen Reaktion des Körpers für die vorliegende Erkrankung ansah. In ganz wenigen Fällen nahm er nur ein Heilmittel, wie etwa die Wurzel des Granatapfelbaumes – ein gutes Mittel gegen darmparasitäre Würmer. Meist enthielten die Mixturen eine Vielzahl von Produkten, und nur der Anwendungsschwerpunkt der einzelnen Stoffe in den Rezepturentexten gibt uns heute einen Hinweis darauf, welche Heilkraft der ägyptische Arzt den einzelnen Arzneimittelpflanzen zuschrieb.

Als Trägersubstanzen für einzunehmende Rezepturen dienten Flüssigkeiten wie Wein, Bier, Milch, Wasser und pflanzliche Öle, das Gleiche gilt für Einläufe. Festere Trägersubstanzen waren Getreidebreie und tierische Fette. In wie weit bei den Getreidebreien und anderen verordneten Nahrungsmitteln auch diätische Aspekte mit eine Rolle gespielt haben, lässt sich nicht mehr entscheiden, dies ist aber zu vermuten.

Die einzelnen Produkte wurden vom Arzt zerkleinert, zermahlen, ge- oder ausgekocht, filtriert und in einigen Fällen vor der Verabreichung eine Zeit lang stehen gelassen.

Die Applikationsformen waren dann vielfältig: trinken, essen, einreiben, auf die Wunde auftragen, Genital- und Rektalzäpfchen, Genital- und Rektaleingüsse, und auch Räucherungen und Inhalationen wurden praktiziert.

Erstaunlicherweise fehlt in den Rezepturen jeglicher Hinweis auf die Anwendung von Betäubungsmitteln, sei es als Trank- oder Inhalationsmittel. Auch wenn chirurgische Eingriffe in Form des Öffnens des unverletzten Körpers kaum praktiziert wurden, muss der Patient bei vielen Verletzungen und Erkrankungen große Schmerzen gelitten haben. So würde man doch wenigstens einige Rezepturen mit der hypothetischen Überschrift:»Heilmittel für einen Mann, dass er einschläft und keine Schmerzen spürt«, erwarten. Doch solche Texte sind bisher noch nicht gefunden worden. Da den ägyptischen Ärzten in der heimischen Flora etwa das betäubende Bilsenkraut (Hyoscyamus muticus L.) als Narkotikum zur Verfügung stand und durch Import aus Palästina Opium, sollte man davon ausgehen, dass der ägyptische Arzt auch eine Art von Schmerzbetäubung praktizierte. Nur zwei Gründe sind für ihr Fehlen in den Texten denkbar. Entweder befinden sich diese Produkte bisher noch unerkannt unter den Drogengemischen, oder der Arzt sah ihre Verabreichung bei schweren Erkrankungen als so selbstverständlich an, dass er sie nicht eigens aufführte.

Ähnliches wird wohl auch für das Räuchern mit Weihrauch, Myrrhe und Terebinthenharz gegolten haben, das in den Behandlungsanweisungen nur jeweils einmal genannt wird. Da aber das Verbrennen dieser wohlriechenden Produkte zu jeder magisch-religiösen Zeremonie gehörte, sollte man es eigentlich auch bei der Behandlung von Kranken erwarten. Vielleicht aber war das Räuchern mit diesen Substanzen kein Bestandteil des ärztlichen Aufgabenbereiches, sondern lag in den Händen der ebenfalls bei der Behandlung von Kranken beteiligten Priestern und Magiern.

Überlegungen zur Entstehung von Krankheiten

Die große Schwierigkeit für seinen Behandlungsansatz lag für den altägyptischen Arzt in der Tatsache, dass er die Ursachen von Erkrankungen nicht kannte. Er wusste nicht, was beim Ausbruch einer Krankheit im Körper ablief, sondern er sah nur die Symptome, die sich zeigten. Selbst bei Verletzungen, deren Auslöser ersichtlich war, konnte der Arzt nur beobachten, was dann an der Wunde ablief, sei es Entzündungen mit Eiterbildung oder ein Heilungsprozess.

Um die Anwendung der einzelnen Heilpflanzen in der altägyptischen Medizin verstehen zu können, muss man versuchen, sich in die Vorstellung der Ärzte über den Ablauf aller Lebensfunktionen im Körper eines gesunden Menschen hineinzuversetzen, deren Störungen dann in Krankheiten resultierten. Diese »Theorien« sind im Papyrus Ebers ausführlich beschrieben. Der Arzt dachte sich den menschlichen Körper von einer Anzahl *mtw*-Gefäßen durchzogen. In ihnen flossen Blut, Urin, Samenflüssigkeit, Schleim, Kot, aber auch Luft. Sie alle begannen im Herzen und verteilten sich dann im Körper. So liest man etwa:

»Es sind 4 Gefäße in seinen beiden Nasenmuscheln. Zwei sind es, die Schleim geben, zwei sind es, die Blut geben.« *(Eb 854 b)*

Weiterhin heißt es zum Beispiel über andere Gefäße:

»Es sind 4 Gefäße zur Leber. Sie sind es, die ihr Wasser (und) Luft geben (und) es folglich sind, die veranlassen, dass irgendwelche Krankheitserscheinungen an ihr entstehen durch Überflutung mit Blut.« *(Eb 854 l)*

Hier wird also nicht eine Stauung von Stoffen als Krankheitsursache angesehen, sondern das Gegenteil, eine Überschwemmung, in diesem Fall von Blut.

Diese Vorstellungen eines von Gefäßen durchzogenen Körpers, in denen verschiedene Substanzen transportiert wurden, beruhten allerdings nicht auf bei der Balsamierung gemachten Beobachtungen, und diese Gefäße lassen sich keinen anatomischen Strukturen wie etwa Adern zuordnen. Hierbei handelt es sich vielmehr um »gedachte Gefäße« und sie entsprechen dem Bild, das sich der Ägypter von einer idealen Umwelt machte. Er sah Ägypten vom Nil durchzogen, von dem eine Unzahl von Kanälen abgingen, die das Land fruchtbar machten. Diese Kanäle mussten sauber, das heißt durchgängig gehalten werden, damit es nicht zu Verstopfungen kam, an denen sich organisches Material ansammelte, anfing zu verwesen und zum Nistplatz für Ungeziefer wurde.

Analog dazu ging der Arzt davon aus, dass im Falle von Verstopfungen in den Gefäßen des menschlichen Körpers sich dort krankheitserregende Stoffe bildeten, die wir mit Schleimstoffen und Schmerzstoffen übersetzen. Die genaue Definition dieser Begriffe ist schwierig, einige Autoren[5] möchten statt Schmerzstoffe lieber »Leidensmacher« übersetzen; aus den ägyptologischen Diskussionen über die richtige Übersetzung wird deutlich, dass wir noch weit davon entfernt sind zu verstehen, was sich der altägyptische Arzt im Einzelnen vorstellte.

Um nun Krankheiten zu behandeln, mussten diese krankheitserregenden Stoffe aus dem Körper beseitigt werden. Das geschah in vielen Fällen durch ein Entleeren des Bauches, was die häufige Anwendung von Abführmitteln und Klistieren erklärt. Diese wurden auch bei Durchfällen verordnete, damit alle schlechten Stoffe möglichst schnell aus dem Körper herauskamen. Die *wḥȝw*-Hautkrankheit behandelte der Arzt außer mit Salben aber ebenfalls mit Abführmitteln, eine Verordnung, die wir erst aus dem Text der Rezeptur verstehen können. Dort heißt es nämlich, dass diese Hautkrankheit ihre »Wurzel« im Bauch habe (Eb 103). Nach der Vorstellung von dem Verlauf der Gefäße im Körper war auch die Anwendung der stark diuretisch wirkenden Wacholderbeeren als Abführmittel »logisch«, da man glaubte, das Magen-Darmsystem sei mit dem Niere-Blasensystem verbunden.

Es konnte sich an den Verstopfungsstellen in den Gefäßen aber auch Hitze entwickeln, die dann mit entsprechenden Kühlmitteln behandelt wurde.

Ebenfalls in der Natur beobachtete der Arzt die Tatsache, dass sich in Anhäufungen von Unrat in den Kanälen Ungeziefer explosionsartig vermehrte. Daraus schloss er, dass dies auch im Körper passiere und sich an Verstopfungsstellen »Gewürm« entwickele, und so ist es für uns heute schwer zu entscheiden, ob mit den in den Texten genannten Mitteln gegen Würmer tatsächlich vorhandene Parasiten behandelt werden sollen oder »gedachte Würmer«.

In einem Teil der Krankheiten sah der ägyptische Arzt die Einwirkung dämonischer Kräfte, sie konnten von Göttern, Dämonen aber auch übelwollenden verstorbenen Menschen ausgehen. Diesen Einwirkungen wurde nun nicht nur mit Magie entgegengetreten, sondern häufig auch mit Rezepturen zur Körperentleerung oder abschreckenden Mitteln aus der sogenannten Drecksapotheke.

Insgesamt war aber die Vorstellung des Arztes über Ursachen

und Verlauf von Krankheiten sehr viel komplexer, als es hier geschildert werden kann, und trotz intensiven Textstudiums bleiben uns viele in den medizinischen Papyri enthaltene Hinweise auf medizintheoretische Überlegungen zur Zeit noch verschlossen.

Abführmittel – alle Krankheiten werden aus dem Körper getrieben

»Drei Tage hintereinander gebrauchen sie Abführmittel und suchen überhaupt durch Erbrechen wie durch Klistiere ihre Gesundheit zu erhalten.«   *(Herodot II 77)*

Die von Herodot bei den Ägyptern beobachtete Praxis, aus gesundheitlichen Gründen den Körper zu entleeren, finden wir auch in den altägyptischen medizinischen Papyri wieder. Der Arzt dachte sich ja den ganzen Körper von »Gefäßen« durchzogen, die untereinander in Verbindung standen. So war es für ihn durchaus logisch, z. B. durch ein Brechmittel auch Krankheiten zu behandeln, deren Ursache gar nicht in einer Störung des Magen-Darmtraktes lag. So heißt es für Schmerzen in der Schulter und zitternden Fingern:

»Es sind zwei Gefäße in ihm zu seinen Oberarmen. Wenn er an seiner Schulter leide (und) seine Finger zittern, dann sollst du dazu sagen: Das sind Schleimstoffe. Was dagegen gemacht wird: Er möge zum Erbrechen gebracht werden durch Fisch mit Bier (und) mit der ḏ3s-Pflanze oder Fleisch und seinen Finger verbinden mit der bddw-k3-Pflanze, bis dass er gesund wird.«

(Eb 856f)

Vor allem aber sah der Arzt die Entstehung von krankheitsverursachenden Schleim- und Schmerzstoffen aus der Nahrung, wenn diese nicht abgeführt wurde. Um den Bauch zu entleeren, verordnete er Klistiere, die allein schon mechanisch ein Abführen bewirken.

»Heilmittel für das Beseitigen von Schmerzstoffen im Bauch, Verhaltungen der Schmerzstoffe, Verstopfung des Afters: Honig 1/4, Behen-Öl 1/8, süßes Bier 10 ro (ein ro entspricht 0,01425 l), werde in den After gegossen an vier Tagen.«   *(Bln 164)*

Häufiger jedoch sollen Drogengemische eingenommen werden, um den Stuhlgang zu fördern. Aus den Texten können wir nur wenige Pflanzen identifizieren, die dazu verordnet wurden. Dies sind die leicht laxierend wirkenden Früchte Feige und Sykomorenfeige sowie die Hülsen des Johannisbrotbaumes. Nach der medizinischen Bedeutung des Abführens muss der Arzt aber darüber hinaus noch viel wirkungsvollere Pflanzenprodukte verordnet haben.

In Europa war, vor der Einführung von »Abführpillen«, das geläufigste Mittel, um eine sofortige Darmentleerung zu erreichen, das Rizinusöl. Es wird aus den Samen des zur Familie der Wolfsmilchgewächse (Euphorbiaceae) gehörenden Rizinusbaumes (Ricinus communis L.) gewonnen, der in Ägypten sehr häufig an Weg- und Feldrändern wächst. Die Samen gehören schon seit vordynastischer Zeit zu den üblichen Grabbeigaben. Diese schnell wachsende Pflanze, ägyptisch *Degem* (*dgm*), die im Deutschen auch den Namen Wunderbaum trägt, wird bis etwa 5 m hoch, hat große, handförmig gelappte Blätter und in Rispen stehende eingeschlechtliche Blüten. Die stachligen Fruchtkapseln enthalten drei bohnengroße, marmorierte Samen (Abb. 5).

Wirtschaftlich wichtig ist das in den Samen vorhandene Öl, das starke Abführwirkung hat. Allerdings sind die Samen auch hochgiftig, da sie das Toxalbumin Ricin enthalten. Werden Samen gegessen, so führt das in vielen Fällen zu Erbrechen, Durchfällen und Koliken, schon drei Samen können durch hergerufene Atemlähmung und Herzversagen zum Tode führen. Da das Ricin aber nicht fettlöslich ist, kann das Rizinusöl unbedenklich eingenommen werden.

Man sollte nun vermuten, dass aufgrund dieser chemischen Eigenschaften und der reichen Verbreitung der Pflanze im Lande, das Rizinusöl das Abführmittel par excellence der altägyptischen Ärzte gewesen wäre, doch das ist nicht der Fall.

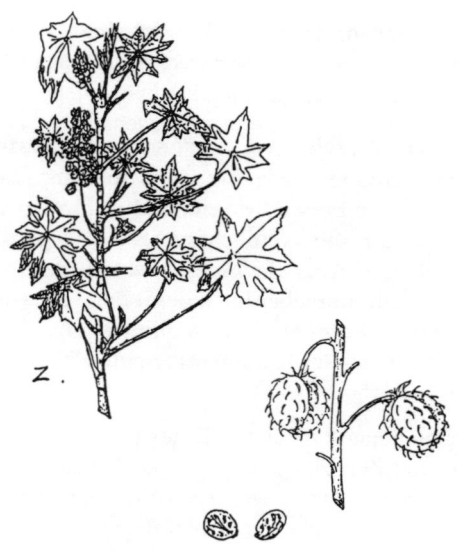

z.

Abb. 5 *Rizinus (Ricinus communis L.)*

Tatsache ist, dass die Rizinuspflanze in hohem medizinischen Ansehen stand, denn von ihr ist die einzige Einzelabhandlung über eine Heilpflanze im Papyrus Ebers erhalten, in der die pharmazeutische Wirkung ihrer einzelnen Bestandteile aufgeführt wird. Zwar erwähnt der Text dort auch das Rizinusöl, jedoch nur in äußerlicher Anwendung bei einer Hauterkrankung.

»Die Kenntnis von dem, was man macht aus der Rizinuspflanze (dgm), als etwas, das gefunden wurde in Schriften der alten Zeit, als für die Menschen Nützliches. Es werde ihre Wurzel in Wasser zerstoßen, werde an den Kopf gegeben, der krank ist; dann wird er schnell gesund wie einer, der nicht krank ist.

Auch wird gekaut ein wenig von ihrem Samen mit Bier von einem Mann mit Durchfall im Kot. – Das ist ein Beseitigen von ḥ3s.t-Krankheitserscheinungen im Bauch des Mannes.

Auch wird das Haar einer Frau durch ihren Samen zum Wachsen gebracht; werde zerrieben, werde zu einer Masse gemacht, werde

31

in Öl/Fett gegeben; dann soll die Frau ihren Kopf damit salben. Auch wird Öl aus ihrem Samen gemacht, um einen Mann zu salben, der wḥ3.w-Hautausschlag hat …« *(Eb 251)*

Die durch den Verzehr von Samen hervorgerufenen Brech-Durchfälle erschienen, wie man aus diesem Text erkennen kann, auch bei der Behandlung von Durchfällen ein probates Mittel zu sein, um die »schlechten Stoffe« schneller aus dem Körper zu treiben. Aber die Gefährlichkeit des Genusses von Rizinussamen sah man ebenfalls, denn der Text verordnet ausdrücklich *»ein weniges von ihrem Samen«*. Auch in einer weiteren Rezeptur wird der Rizinussame zum »Entleeren des Körpers« verordnet:

»Ein anderes Heilmittel für das Entleeren des Bauches und das Beseitigen von Krankheitserscheinungen im Bauch des Mannes: Samen der Rizinuspflanze; werde gekaut, werde heruntergespült mit Bier, bis dass alles herauskommt, das in seinem Bauch ist.«
(Eb 25)

Die Nutzung der Samen als Abführmittel finden wir noch in der griechisch-römischen Medizin. So schreibt Dioskurides:

»Werden 30 Stück Samen gereinigt, fein gestoßen und genossen, so führen sie Schleim, Galle und Wasser durch den Bauch ab, sie bewirken aber auch Erbrechen. Ein solches Purgieren ist aber unangenehm und beschwerlich, weil der Magen heftig erschüttert wird.« *(IV 161)*

Sowohl Dioskurides als auch Plinius Secundus d. Ä. verordnen dann schon das Rizinusöl zum Abführen, das später die Nutzung der Samen zu diesem Zweck ganz verdrängte.

Für die altägyptische Medizin lässt sich bisher allerdings nur die Verordnung der Samen als Abführmittel belegen, das Öl wurde in der Hautpflege und daneben als Lampenöl benutzt.

Zur ägyptischen Flora gehören zwei weitere Pflanzen, die als Heilmittel angewandt eine drastische Abführwirkung haben, die Koloquinthe und die Senna. Für beide sind bisher jedoch keine altägyptischen Namen bekannt.

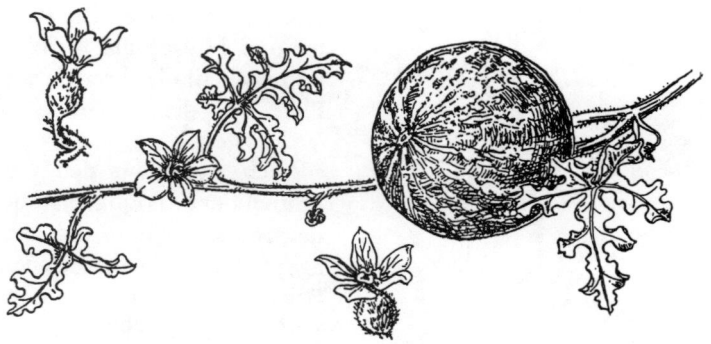

Abb. 6 *Koloquinthe (Citrullus colocynthis [L.] Schrad.)*

Die Koloquinthe (Citrullus colocynthis [L.] Schrad.) ist eine Melonenart, die in ganz Ägypten an sandigen Standorten vorkommt. Sie wächst mit einem niederliegenden bis 1 m langen kriechenden Stengel, der am oberen Ende schraubenförmige Ranken besitzt und im Umriss dreieckige, tief gelappte Blätter trägt. Die einhäusigen Blüten sind gelb, und aus ihnen entwickeln sich zuerst grün-marmorierte, apfelgroße kugelige Früchte, die bei Reife gelb werden. Das trockene, schwammige Fruchtfleisch enthält flach-ovale kleine Samen (Abb. 6).

In der Fruchtschale und dem Fruchtfleisch ist das Bitterstoffglykosid Colocynthin enthalten. Pharmazeutisch genutzt wird vor allem die von der Pergamenthaut befreite Fruchtschale. Ein Aufguss davon getrunken wirkt als starkes Abführmittel, eine Wirkung, die schon Plinius und Dioskurides beschreiben. Noch heute ist die Koloquinthe in der ägyptischen Volksmedizin als Laxans in Gebrauch.

Ähnlich drastisch wie die Koloquinthe wirkt auch ein aus den Blättern und Hülsen der Senna (Senna alexandrina Mill.) hergestellter Aufguss (Abb. 7). Dieser kleine Busch trägt gefiederte Blätter, gelbe Blüten, aus denen sich fast ovale, abgeflachte, etwa 5 cm lange Hülsen entwickeln. Er wächst in den Wadis Ägyptens und an den Wüstenrändern.

Vor allem die in den Blättern und Hülsen enthaltenen Glykoside Sennosid A und B sind für die Abführwirkung verant-

33

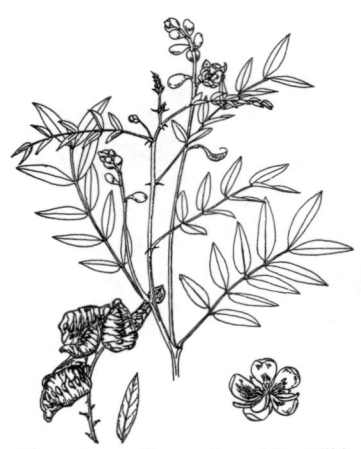
Abb. 7 Senna (Senna alexandrina Mill.)

wortlich. So haben die Blätter und Hülsen als Abführmittel ebenfalls ihren festen Platz in der ägyptischen Volksmedizin.

Auch wenn wir den Gebrauch der Koloquinthe und der Senna nicht in den altägyptischen medizinischen Papyri nachweisen können, wurden sie sicherlich genutzt, denn ihre pharmazeutische Wirkung ist so drastisch, dass sie den Ärzten aufgefallen sein muss.

Wurmmittel – Hilfe gegen lästige Parasiten

Die Untersuchungen von Mumien haben gezeigt, dass die Ägypter in pharaonischer Zeit oft unter schweren parasitären Erkrankungen zu leiden hatten. Besonders häufig war Wurmbefall, und davon zeugen neben den Ergebnissen der Mumienforschung auch die große Anzahl der Wurmmittel in den medizinischen Papyri. In Mumien konnten eine ganze Reihe verschiedener Würmer nachgewiesen werden. Die Liste dieser Krankheiten verursachenden oder nur lästigen Parasiten ist lang: Bandwurm (Taenia), Spulwurm (Ascaris), Fadenwurm (Stronguloides), Filarie (Filiaria sp.), Medinahwurm (Dracunculus medinensis), Trichine (Trichinella spiralis) und die Bilharziose verursachenden Schistosoma-Arten.

Die Behandlung dieser Wurmerkrankungen durch den ägyptischen Arzt war ganz unterschiedlich. Dass Würmer die heute Bilharziose genannte Krankheit verursachten, war dem ägyptischen Arzt unbekannt, denn die Parasiten sind zu klein, um selbst beim Vorgang der Organentnahme im Verlauf der Bal-

34

samierung erkannt zu werden. So konnte der Arzt nur die aus der Infektion resultierenden Symptome wie Blut im Urin, Schmerzen im Bauch oder Fieber beschreiben und behandeln.

Das Gleiche gilt für die Filarien, die als typische Reaktionen Fieberschübe und Anschwellungen der Lymphgefäße verursachen.

Auch die wenige Millimeter große Trichine, die sich im Muskelgewebe des Menschen zu einer nur einen halben Millimeter großen Kapsel entwickelt, war den Ärzten sicherlich nicht bekannt. Sie gelangt durch den Verzehr von Schweinefleisch, das die Ägypter im Gegensatz zu Herodots Schilderung in größeren Mengen aßen, in den menschlichen Körper.

Aufgefallen war ihm aber sicherlich der Medinawurm. Die bis 80 cm langen Weibchen dieser Wurmart bohren sich durch die Haut der Beine nach außen, um ihre Eier im Wasser abzulegen. Noch heute besteht die gängige Behandlungsmethode dieses Parasits darin, dass in der sich bildenden Geschwulst am Bein versucht wird, den Kopf des Wurmes mit einer Pinzette zu packen, diesen vorsichtig ein kleines Stück herauszuziehen und dann über ein Stöckchen aufzudrehen. Das Stöckchen wir dann jeden Tag ein Stück weiter gedreht, bis nach etwa drei Wochen der ganze Wurm herausgezogen ist. So haben es vermutlich auch die ägyptischen Ärzte gemacht, und Miller[6] sieht in der Beschreibung der Behandlung einer *Aat*-Geschwulst (ʿ3.t) diese Prozedur des Herausholens eines Medina-Wurmes. Auch wenn der Text wegen der vielen Unsicherheiten in der Übersetzung der einzelnen verwendeten Instrumente noch schwierig zu verstehen ist, gibt er doch einen guten Einblick in die sorgfältige und genaue Operationsanweisung.

»Dann sollst du für sie machen eine Messer-Behandlung, indem sie mit einem Feuerstein-Messer aufgeschnitten ist (und) mit einem hnw-Gerät gefasst ist, (und zwar) werde dasjenige, was in ihrem Innern ist, mit dem hnw-Gerät gefasst; dann musst du es mit dem Feuerstein-Messer herausholen. Wenn eine einzelne darunter ist, in der sich Dinge wie der mnḏr-Körperteil einer Maus befinden, dann musst du es mit einem š3s-Messer herausholen, ohne diejenigen Umgrenzungen zu erreichen, die an ihrem Rande sind und das Fleisch berühren. Es werde gefasst mit dem hnwi.t-Teil der ḏ3r.t-Pflanze.« *(Eb 875)*

Einige der in Mumien gefundenen darmparasitären Würmer sind recht groß und gehen mit dem Stuhl ab, so dass der ägyptische Arzt sie auch gesehen haben muss. Aber wie diese Würmer in den Körper hineingelangt waren, konnte der Arzt nicht erkennen und nicht wissen. So zog er, wie bereits erwähnt, zur Erklärung ihres Vorhandenseins vergleichbare Gegebenheiten aus der Natur heran. Er hatte beobachtet, wie sich in den Wasser-Kanälen auf den Feldern bei Verstopfungen von Unrat aus der verfaulenden Substanz Ungeziefer in großen Mengen entwickelte. Da er sich auch den menschlichen Körper von einem Art Kanalsystem, den *Metu*-Gefäßen, durchzogen dachte, ging der Arzt davon aus, die Würmer entständen im Körper durch Verstopfungen dieser *Metu*-Gefäße. Folgerichtig mussten diese Verstopfungen und damit auch die Würmer, vor allem durch Abführmittel aus dem Körper entfernt werden. Diese medizintheoretischen Überlegungen beschreiben, wenn auch etwas kompliziert ausgedrückt, sehr gut in einem Text des Papyrus Ebers, wie stauende Schleimstoffe verfaulen und sich dann zu Würmern entwickeln:

»Wenn du einen (Mann) betrachtest mit Schleimstoffen und schneidenden Schmerzen, steif ist sein Bauch infolgedessen; er leidet an seinem Magen: es befindet sich Schleimstoff in seinem Bauch, er kann nicht einen Weg des Herausgehens finden; es gibt aber auch keinen Weg, dass er aus ihm herausgehen könnte. Dann verfault er in seinem Bauch, er kann nicht herausgehen, und wird (schließlich) zu Gewürm. Er wird (aber) nicht zu Gewürm, bevor er zu Abgestorbenem wird. Dann scheidet er ihn aus, dann geht es ihm schnell besser.
Wenn er ihn nicht als Gewürm ausscheidet, dann sollst du für ihn Mittel des Ausscheidens machen, bis dass es ihm schnell besser geht.« *O(Eb 296)*

Für uns heute besteht allerdings die große Schwierigkeit, die von den Ägyptern mit den Worten *Pened (pnd)*, *Hefat (ḥf3.t)*, *Sa (s3)*, *Hereret (ḥrr.t)* und *Fenetsch (fnṯ)* bezeichneten Würmern entsprechenden zoologischen Arten zuzuordnen. Der ägyptisch Arzt bezeichnete nämlich mit diesen Worten nicht nur tatsächliche parasitäre Würmer, sondern auch »gedachte«, die Krankheiten hervorriefen, für die der Arzt keine andere Erklärung hatte, als dass im Körper »Würmer« entstanden waren.

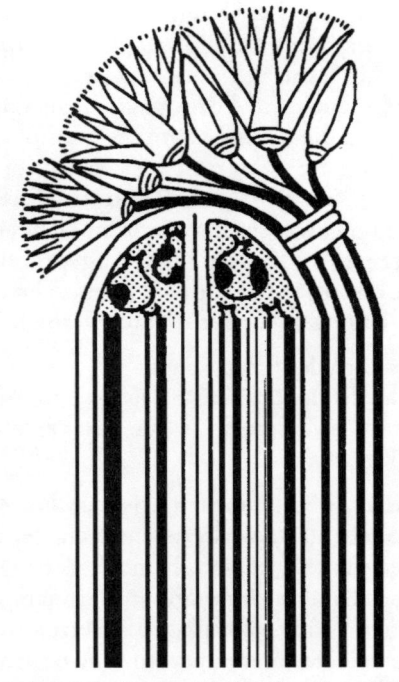

Abb. 8 *Opferständer mit Lotusblüten, Granatäpfeln und Weinreben, Grabmalerei der 19. Dynastie*

Den darmparasitären Wurmerkrankungen stand der altägyptische Arzt jedoch nicht ganz hilflos gegenüber. Die von ihm benutzten gut wirksamen Abführmittel führten oft wenigstens zu einer Reduktion der Menge der Würmer. Daneben kannte er aber auch ganz spezielle Wurmmittel.

Wohl zum Ende des Mittleren oder beginnenden Neuen Reiches wurde der Granatapfel (Punica granatum L.), ägyptisch *Inehemen (inhmn)*, als Kulturpflanze in Ägypten eingeführt (Abb. 8). Seine Rinde ist ein hervorragendes Mittel gegen Bandwürmer. Die darin enthaltenen Pyridin-Alkaloide, vor allem das Isopelletierin, sind sichere Heilmittel. Sie wirken lähmend auf das Nervensystem des Wurmes. Er kann sich mit seinem Saugorgan dann nicht mehr an der Darmwand festhalten und wird mit dem Stuhl abgeführt. Gegen andere Wurmarten hilft Granatapfelbaumrinde allerdings nicht.

Man kann nur vermuten, dass mit der Kultur des Granatapfelbaumes aus dem palästinensischen Raum auch das Wissen um die pharmazeutische Wirkung der Rinde nach Ägypten gelangt ist, denn fast gleichzeitig taucht er in den medizinischen Papyri als gut wirksames Mittel gegen den *Hefat*-Wurm auf und zwar in drei Verordnungen als einziger Bestandteil der Rezeptur. Dies ist in der ägyptischen Medizin ganz ungewöhnlich, in der für ein Heilmittel meist mehrere Pflanzenteile zu einer Mixtur verarbeitet werden.

»Töten des Hefat-Wurmes.
Wurzel des Granatapfelbaumes 5 ro, Wasser 10 ro, werde nachts dem Tau ausgesetzt, werde durchgepresst, werde getrunken einen Tag lang.« *(Eb 50)*

Diese Zubereitungsanweisung, dass die Wurzel zerstoßen, anschließend in Wasser stehengelassen und dann durchgepresst werden soll, entspricht noch der heutigen Herstellungsweise eines Bandwurmmittels aus Granatapfelbaumrinde. So soll die zu trinkende Flüssigkeit als Mazerationsdekokt, d. h. mit Wasser bei Zimmertemperatur gewonnener Drogenauszug, hergestellt werden.

Die Granatapfelbaumrinde wird allerdings in der ägyptischen Medizin nicht nur speziell gegen den *Hefat*-Wurm, der wohl in vielen Fällen den Bandwurm bezeichnet, genommen. Ein anderes Rezept verordnet den mit Bier und Wasser hergestellten Auszug der Rinde gegen Würmer, die durch den magischen *Aaa*-Giftsamen (ꜥ3ꜥ) entstanden seien sollen (Eb 63). Hier wird deutlich, wie schwierig die Beurteilung der Wirksamkeit altägyptischer Wurmmittel ist, zum einen wurde mit der Granatapfelbaumrinde erfolgreich der Bandwurm bekämpft, andererseits aber auch medizintheoretisch begründete »gedachte« Würmer im Bauch behandelt.

In den medizinischen Rezepturen werden neben der Granatapfelbaumrinde noch einige weitere pflanzliche Heilmittel gegen Würmer verordnet, so etwa der *Her*-Teil des *Kesbet*-Baumes (*ḥr ksb.t*), doch leider wissen wir noch nicht, um welchen

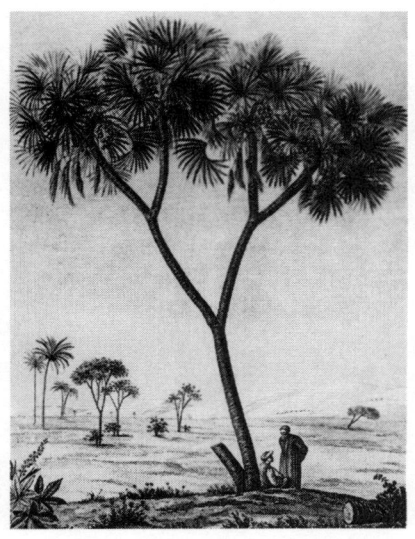
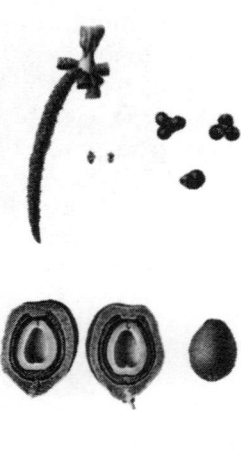

Abb. 9 *Dumpalme (Hyphaene thebaica [L.] Mart.)*

Baum es sich hierbei handelt und welche anderen bisher noch nicht identifizierten Pflanzenteile zur Behandlung von Würmern eingesetzt wurden.

In der ägyptischen Volksmedizin sind aber bis heute mehrere pflanzliche Wurmmittel im Gebrauch, neben der noch immer sehr geschätzten Granatapfelbaumrinde. Einige dieser Anwendungen haben vermutlich ihren Ursprung schon in der altägyptischen Medizin.

Als weiteres Bandwurmmittel dient ein Wurzel-Aufguß der Dumpalme (Hyphaene thebaica [L.] Mart.), ägyptisch *Mama* (*m3m3*). Dies ist eine in Oberägypten verbreitete Palmenart, die durch ihre besondere Wuchsform auffällt. Sie hat einen sich dichotom verzweigenden Stamm und große fächerförmige Blätter (Abb. 9). Die etwas tennisball-großen braunglänzenden Früchte sind in pharaonischer Zeit häufig als Totenversorgung mit in die Gräber gegeben worden, in der Medizin spielten sie allerdings keine Rolle.

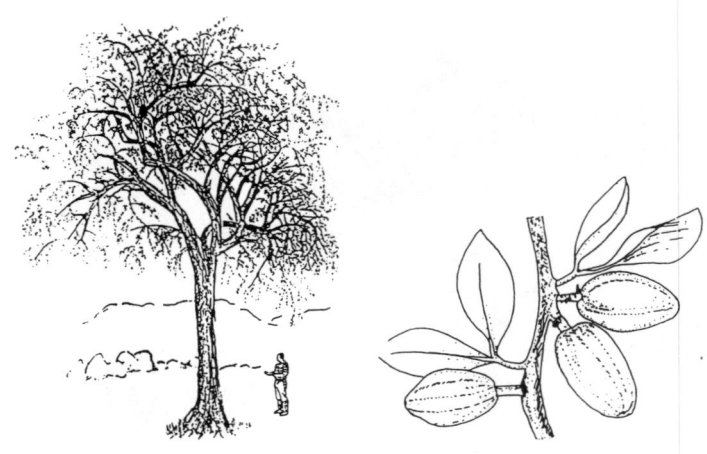

Abb. 10 *Zahnbaum (Balanites aegyptiaca [L.] Del.)*

Heute sehr selten geworden ist in Ägypten der Zahnbaum (Balanites aegyptiaca [L.] Del.), der am Rande der Wüstengebiete wächst. Er wird bis 15 m hoch und hat eine dicht belaubte Krone. Die gelben, essbaren Früchte enthalten einen länglichen Stein mit einem ölhaltigen Samen (Abb. 10). Im Alten Ägypten wurden die Früchte dieses Baumes in großem Umfang gesammelt, möglicherweise auch der Baum angepflanzt, um aus dem Samen das Öl zu gewinnen. Prosper Alpin (1581 – 1584 in Ägypten) sah allerdings nur noch einen einzigen Balanites-Baum in einem Garten in Kairo, von dem er wusste, dass er aus südlicheren Gebieten importiert worden war und man dort die Blätter als Heilmittel gegen Würmer benutzte.

Die pharmazeutische Bedeutung des Zahnbaumes beruht auf dem hohen Anteil verschiedener Saponine in allen seinen Teilen, die besonders auf Schnecken und Fische stark toxisch wirken, aber auch gegen Eingeweidewürmer helfen. Vor allem die Früchte haben sich als Wurmmittel bewährt, aber auch die Wurzel, Rinde und die Blätter werden in der Volksmedizin zu diesem Zweck eingesetzt. Die Wurmbehandlung mit Bala-

40

nites-Produkten hat den großen Vorteil, dass sie gleichzeitig abführend wirken und somit die Parasiten aus dem Körper herausbefördert werden. Wir können wohl davon ausgehen, dass auch die altägyptischen Ärzte sich schon der Balanites als Wurmmittel bedient haben.

Zwei stark riechende Pflanzen der ägyptischen Flora, die Wohlriechende Schafgarbe (Achillea fragantissima [Forssk.] Sch. Bip.) und der Judäische Beifuß (Artemisia judaica L.), dienen in der heutigen Volksmedizin Ägyptens nicht nur äußerlich zum Abwehren von Insekten, sondern auch innerlich zum Abtöten von Würmern.

Ein aus Abessinien eingeführtes Gewürz ist der Ajowankümmel (Trachyspermum ammi [L.] Sprague). Er wird als Mittel zur Behandlung von Magen-Darmbeschwerden ausführlicher besprochen, aber ein aus seinen Früchten hergestellter Tee ist auch als Wurmmittel verbreitet.

Als Letztes sollen die Samen der in Ägypten heimischen Melone (Cucumis melo L.) und Wassermelone (Citrullus lanatus [Thunb.] Mats. & Nakai) genannt werden, die noch heute als Wurmmittel weite Verbreitung finden. In den medizinischen Texten lässt sich zwar die Verwendung von zwei nicht näher zu bestimmenden Melone-Arten Schesepet (*šsp.t*) und *Schebet* (*šb.t*) nachweisen, allerdings nicht zur Behandlung von Eingeweidewürmern. Man muss aber davon ausgehen, dass es in pharaonischer Zeit noch viel mehr, uns aber nicht mehr bekannte Bezeichnungen für die in ihren Formen so breit variierenden Melonen gegeben hat, denn Sonini berichtet von über 50 Namen für Melonen im Ägypten des 18. Jahrhunderts. So haben wir möglicherweise die Nutzung von Melonensamen als Wurmmittel in den Papyri nur noch nicht erkannt.

Der Sodomsapfel – Heilmittel und Gift in einem

Für den altägyptischen Arzt muss der Sodomsapfel (Calotropis procera Ait.) aus der Familie der Seidenpflanzengewächse

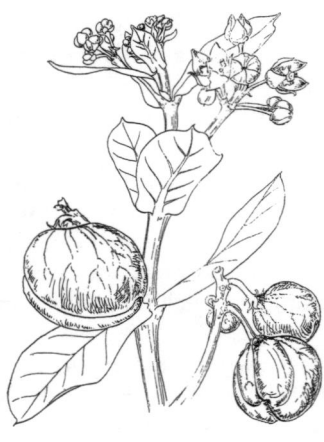

Abb. 11 *Sodomsapfel (Calotropis procera Ait.)*

(Asclepiadaceae) eine ideale Heilpflanze gewesen sein, konnte er doch mit ihrer Hilfe den Körper eines Menschen nach allen Regeln der Kunst entleeren, also sämtliche krankheitserregenden Stoffe entfernen. Zudem wächst diese Pflanze überall in Ägypten, war also leicht zu bekommen.

Der bis etwa 5 m hoch werdende Strauch hat große, breitovale, am Ende mit einer Spitze versehene Blätter, die von einem weißen Haarmehl besetzt sind. Aus den rosa-violetten Blüten entwickeln sich bis zu 15 cm lange, unregelmäßig-eiförmige grüne Doppelfrüchte (Abb. 11). Die darin befindlichen Samen tragen lange, seidige Haare, die als Kissenfüllung benutzt werden können. Das pharmazeutisch wichtigste Produkt der Pflanze ist ihr Milchsaft, der bei Anschnitt aus allen Teilen hervorquillt.

Der Milchsaft enthält mehrere hochwirksame Glykoside und Alkaloide. Eingenommen ist er sowohl als Brechmittel als auch starkes Abführmittel zu nutzen. Weiterhin sind im Milchsaft anthelminthisch wirkende Enzyme vorhanden, er ist also gleichzeitig noch ein gutes Wurmmittel. Weiterhin eignet er sich, wie auch die Blätter, entzündete Wunden zu versorgen, da er bakterizide Eigenschaften hat. Doch damit nicht genug. Der Milchsaft wirkt auch stark uteruskontraktierend, und als Tampon eingeführt, kann damit ein Abort eingeleitet werden.

Doch alle diese äußerst wirksamen pharmazeutischen Eigenschaften des Sodomapfels beinhalten auch ein Problem, nämlich das der richtigen Dosierung. Die Glykoside des Milchsaftes sind stark toxisch, wenn sie in den Blutkreislauf gelangen.

Sie wirken schnell auf die Herzmuskulatur, ganz ähnlich wie Digitalis- und Strophantusglykoside. Auf dieser Eigenschaft beruht die Verwendung des Milchsaftes als Pfeilgift bei vielen afrikanischen Stämmen. Belegt ist, dass eine mit Calotropis-Milchsaft getränkte Speerspitze einem Mitglied der Expedition Alfred Brehms zum tödlichen Verhängnis wurde. Der altägyptische Arzt muss also mit größter Vorsicht und viel Erfahrung die Produkte des Sodomsapfels in der Medizin zum Wohle seiner Patienten eingesetzt haben. Leider ist uns bisher der altägyptische Name dieser Pflanze nicht bekannt, so dass wir ihre Anwendung in pharaonischer Zeit noch nicht genauer untersuchen können.

Kreuzkümmel, Ajowankümmel, Koriander und Bockshornklee – eine Wohltat für Magen und Darm

Aber nicht immer musste der altägyptische Arzt zu drastisch wirkenden Pflanzenprodukten greifen, um einen Patienten mit Bauchbeschwerden zu behandeln. In vielen Fällen genügte schon die Einnahme von bläh- und verdauungsfördernden Mitteln, um hier Linderung zu verschaffen. Besonders geeignet sind für diesen Zweck die Früchte einiger Doldengewächse (Umbelliferae), die heute vor allem als Gewürze von Bedeutung sind.

Aus den medizinischen Texten können wir den Kreuzkümmel (Cuminum cyminum L.), ägyptisch *Tepenen* (*tpnn*), identifizieren, und unter den Grabbeigaben des Cha aus der 18. Dynastie befand sich auch ein mit Kreuzkümmelfrüchten gefüllter Korb. Ursprünglich gehörte diese Pflanze aber nicht zur ägyptischen Flora, sie ist im Ostmittelmeerraum beheimatet, und von dort wurde die Kultur, spätestens zu Beginn des Neuen Reiches, ins Niltal gebracht.

Kreuzkümmel ist eine meist um 1 m hohe Pflanze, hat weiße oder rosafarbene kleine in Dolden sitzende Blüten und haar-

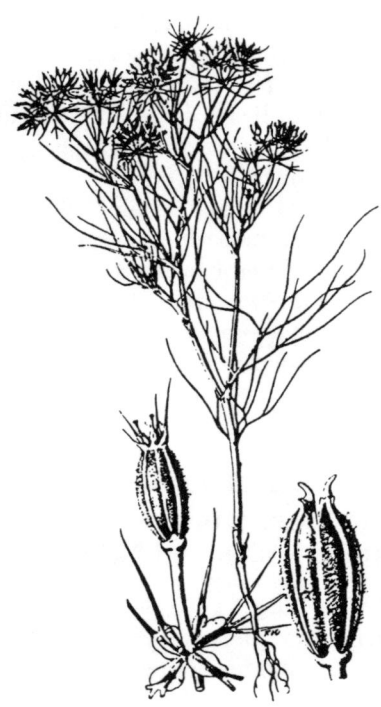

Abb. 12 *Kreuzkümmel (Cuminum cyminum L.)*

fein zerteilte Blätter. Die länglich-ovalen, etwa 5 mm langen Teilfrüchte sind gerippt (Abb. 12).

In den Früchten sind ätherischen Öle enthalten, Cuminal, Cuminol aber auch α- und β-Pinen sowie α-Terpinol. Sie wirken krampflösend auf den Magen-Darmtrakt, fördern die Sekretion der Galle, sind bläh- und verdauungsfördernd und auch harntreibend. Äußerlich angewandt reizen sie die Haut und desinfizieren.

Kreuzkümmelfrüchte waren, nach der Häufigkeit ihrer Verordnung zu urteilen, beliebte Heilmittel im Alten Ägypten, die sowohl innerlich wie äußerlich gegen viele verschiedene Beschwerden zum Einsatz kamen.

Dabei ist zum einen speziell die Behandlung des Bauches zu nennen, für die Kreuzkümmel auch als Einzeldroge zur Anwendung kam.

»Ein anderes (Heilmittel) für den Bauch, wenn er krank ist: Kreuzkümmel 1/64 ro, Gänsefett 1/8 ro, Milch 20 ro, werde gekocht, werde durchgepresst, werde getrunken.«   (Eb 5)

Beschwerden im Bauch behandelte der altägyptische Arzt aber auch äußerlich mit Mixturen, die ebenfalls Kreuzkümmel enthielten, und außerdem tauchen Kreuzkümmelfrüchte auch in ganz anderen Rezepten auf, in denen sie wohl allgemein das Wohlbefinden stärken sollten. Äußerlich angewandt liegt der Behandlungsschwerpunkt von Rezepturen mit Kreuzkümmel bei eitrigen Wunden.

Die Ägypter kannten neben dem Kreuzkümmel auch den Ajowankümmel (Trachyspermum ammi [L.] Sprague), dessen altägyptischer Name allerdings nicht bekannt ist. Sorgsam in ein kleines Leinensäckchen verpackt, fand man einige Samen bei Ausgrabungen in Amarna, 18. Dynastie. Diese Kümmelart ist nun allerdings in südlich von Ägypten gelegenen Gebieten beheimatet. Die Früchte sind kleiner, nur ca. 2 mm groß und auf der Oberfläche warzig. Das in ihnen enthaltene ätherische Öl unterscheidet sich deutlich von dem des Kreuzkümmels. Sein Hauptbestandteil ist Thymol, daneben wurden Cymen, Limonen und Terpinen nachgewiesen.

Auch der Ajowankümmel wird heute noch bei Verdauungsbeschwerden eingesetzt, ein Aufguss der Früchte aber ebenso häufig bei Harnwegsproblemen, zur Behandlung von Fieber und zum Abtöten darmparasitärer Würmer.

Die Früchte eines dritten Doldengewächses kamen sicherlich ebenfalls in der altägyptischen Medizin zur Anwendung, des Korianders (Coriandrum sativum L.). Bis vor kurzem ging man noch davon aus, dass die Kultur dieses Gewürzes auch erst im Neuen Reich von Palästina aus nach Ägypten gelangte. Doch neuere Funde aus dem prähistorischen Adaïma zeigen, dass Koriander wohl schon mit der ersten Welle der Kulturpflanzen, den Getreiden, Lein und Linse, nach Ägypten kam.

Die Früchte des Korianders zerfallen nicht wie sonst bei vielen Umbelliferen in Teilfrüchte, sondern sie sind kugelrund, etwa 3-5 mm im Durchmesser, die Oberseite ist runzlig mit geschlängelten Rippen, und enthalten einen Samen. Die in der reifen Frucht vorhandenen ätherischen Öle bestehen vor allem aus Linalol und verschiedenen Terpenen. Auch die frischen Blättern sind reich an ätherischen Ölen.

Versuchsweise wurde der altägyptische Pflanzenname *Schau* (*š3w*) als Koriander gedeutet, doch diese Identifizierung ist unsicher.

Bei Plinius und Dioskurides kommt der Koriander, wie auch heute in den Volksmedizinen seiner Verbreitungsgebiete, innerlich gegen jegliche Art von Magen-Darmbeschwerden zum Einsatz und äußerlich zur Behandlung von entzündeten, eitrigen Wunden. Ganz ähnlich wird seine Verwendung auch in pharaonischer Zeit gewesen sein.

Aber nicht nur Umbelliferen liefern Früchte, deren ätherische Öle eine wohltuende Wirkung auf das Magen-Darmsystem haben. Aus der Familie der Hülsenfrüchte haben die Samen des Bockshornklees (Trigonella foenum graecum L.) diese angenehme Eigenschaft. In Ägypten wächst der vermutlich im Ostmittelmeerraum beheimatete Bockshornklee nur in Kulturpflanzungen. Die Pflanze wird etwa 50 cm hoch, die Blätter bestehen aus drei Fiederblättern und die leicht gekrümmten Hülsen können etwa 12 cm lang werden (Abb. 13). In ihnen sitzen bis zu 20 vierkantige, braune Samen. Die ältesten Funde in Ägypten stammen bereits aus vorgeschichtlicher Zeit, und diese Hülsenfruchtsamen gehörten auch zu den Grabbeigaben des Tutanchamun.

Bockshornkleesamen sind zum einen aufgrund ihres Gehaltes an fettem Öl sehr nahrhaft, und sie werden deshalb gerne den Speisen für Rekonvaleszenten, etwa Frauen nach der Geburt, beigemischt. Ihre verdauungsfördernden Eigenschaften beruhen auf den vorhandenen ätherischen Ölen. Sie liegen zwar in einer geringeren Menge als in den Umbelliferen-Samen vor, es sind aber bisher schon mehr als 40 verschiedene aus den Samen isoliert worden. Daneben enthalten sie das Alkaloid Trigonellin und verschiedene Sterol-Derivate.

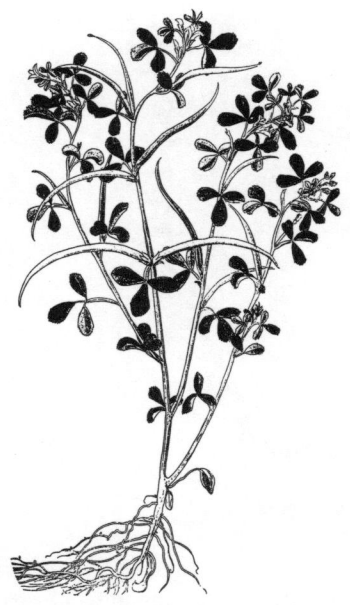

Abb. 13 *Bockshornklee (Trigonella foenum graecum L.)*

Schwarzkümmel und Pfeffer – königliche Heilmittel und Gewürze

Die Ägypter scheinen aus dem Ausland eingeführte Gewürze ganz besonders geschätzt zu haben, und sie versuchten dann, soweit dies möglich war, die Pflanzen auch in den eigenen Kräutergärten anzupflanzen, um vom Import unanhängig zu sein. Doch das ist nicht immer gelungen. So haben wir vom Schwarzkümmel bisher nur einen einzigen Fund aus vorrömischer Zeit, das Gleiche gilt für den Schwarzen Pfeffer, der aus klimatischen Gründen nicht in Ägypten wachsen kann. Beide uns erhaltenen Funde, sowohl des Schwarzkümmels als auch des Pfeffers, stammten ursprünglich aus den Magazinen des Pharaos, wo sie wohl als besondere ausländische Kostbarkeit

47

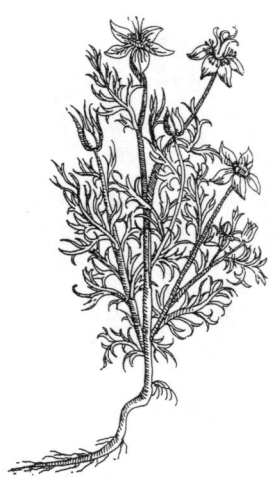

Abb. 14 *Schwarzkümmel (Nigella sativa L.)*

aufbewahrt wurde. Ob beide Gewürze nur zu Heilzwecken benutzt wurden, wissen wir nicht, doch in der Medizin hatten sie sicherlich neben ihrer pharmazeutischen Wirkung auch einen hohen Placeboeffekt, weil sie so selten und exotisch waren, und sicherlich hatten nur am Hof praktizierende Ärzte Zugang zu ihnen.

Im Grab des Tutanchamun fand sich ein kleines Tongefäß mit den Samen des Schwarzkümmels (Nigella sativa L.). Die Inschrift auf dem Gefäß ließ sich leider nicht mehr entziffern, so dass wir den altägyptischen Namen dieser Heilpflanze nicht kennen.[7]

Die Heimat des Schwarzkümmels liegt im Bereich der südlichen Türkei, Syrien und dem nördlichen Irak. Von dort breitete sich die Kultur dieser Gewürz- und Arzneimittelpflanze dann über das gesamte Mittelmeergebiet und den Orient aus.

Die einjährige Pflanze erreicht eine Höhe von ca. 40 cm, hat fein gefiederte Blätter und in den Samenkapseln entwickeln sich zahlreiche, kleine schwarze Samen (Abb. 14). Diese enthalten neben ätherischen Ölen bis zu 38 % fettes Öl und die Alkaloide Nigellon und Thymoquinon. In hohen Dosen eingenommen sind Schwarzkümmelsamen giftig.

Wann neben dem Import von Samen auch die Kultur des Schwarzkümmels in Ägypten begann, wissen wir nicht, spätestens vermutlich in römischer Zeit. Sowohl Plinius als auch Dioskurides beschreiben die Heilwirkung der Samen, äußerlich angewandt bei Kopfschmerzen, Hauterkrankungen und Schlangenbissen und innerlich vor allem bei Asthma. Außerdem rege der Verzehr der Samen sowohl die Harnproduktion, Milchabsonderung als auch die Menstruation an.

Alpin sah den Schwarzkümmel in Ägypten in reichlichem Anbau und dessen Anwendung als Heilmittel entsprach den bereits von Plinius und Dioskurides genannten Indikationen. Außerdem gab man damals Kindern einen Aufguss der Samen gegen Eingeweidewürmer. Bis in die heutige Zeit hat sich der Schwarzkümmel mit unverändertem Anwendungsbereich als wichtige Heilpflanze in der ägyptischen Volksmedizin erhalten.

Dass die Ägypter im Neuen Reich auch bereits den in Indien beheimateten Schwarzen Pfeffer kannten, wissen wir erst seit einiger Zeit aus der genauen Untersuchung der Mumie des Pharao Ramses II. in Paris. Diese war nötig geworden, weil durch die großen Temperatur- und Feuchtigkeitsschwankungen im Mumien-Saal des Kairoer Museums sich Schimmelpilze auf dem Körper festgesetzt hatten. Um nun die Mumie zu restaurieren und konservieren, wurde sie zur Behandlung nach Paris geflogen. Bei der Röntgenuntersuchung sah man in der Nase zahlreiche kleine Kügelchen, die sich durch Vergleichsuntersuchungen als Pfefferkörner (Piper nigrum L.) identifizieren ließen. Außerdem entdeckten die Wissenschaftler im Pflanzenmaterial von der Oberfläche des Körpers und aus dem Inneren der Mumie Bruchstücke von Pfefferkörnern.[8] Pfefferkörner müssen zur Zeit Ramses' II. eine große Kostbarkeit gewesen sein.

Die Pfefferpflanze (Piper nigrum L.) ist eine sich bis 10 m hoch windende Liane, die im tropischen Indien beheimatet ist (Abb. 15). Ihre in einer hängenden Ähre stehenden Früchte

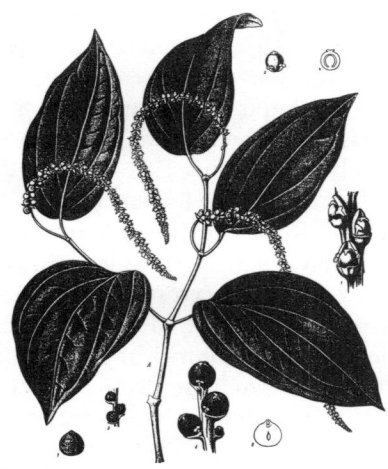

Abb. 15 *Pfeffer (Piper nigrum L.)*

werden zur Gewinnung von Schwarzem Pfeffer vor der Reife gesammelt, fermentiert und getrocknet, um Weißen Pfeffer zu erhalten, lässt man die Beeren rot werden, entfernt dann das Fruchtfleisch und nutzt nur den Samen. Beide Produkte sind reich an ätherischen Ölen und wirken antimikrobiell und anregend auf die Funktion der Gallenblase.

Heute verbinden wir mit Pfeffer vor allem seine Nutzung als Gewürz, er wurde aber in früheren Zeiten als ein außerordentlich wertvolles Heilmittel angesehen. Die antike Heilkunde schätzte ihn besonders als Mittel zur Anregung der Verdauung, Nierenfunktion und zur Behandlung von Lungenerkrankungen. In Form von Vaginalzäpfchen sollte Pfeffer eine Empfängnis verhüten.

In römischer Zeit lief der Pfefferhandel aus Indien zum großen Teil über den an der Küste des Roten Meeres gelegenen ägyptischen Hafen Berenike, wo man bei jüngsten Grabungen neben einzelnen Pfefferkörnern[9] eine große Amphore ganz gefüllt mit Pfefferkörnern fand. Der Ausfuhrhafen für Europa war dann Alexandria.

Aus koptischer Zeit, aus dem 7. Jahrhundert n. Chr., ist uns ein Papyrus erhalten, der genau die Mengen Pfeffer auflistet, die von staatlicher Stelle an die einzelnen Zünfte der Stadt Edfu abgegeben wurden.[10] Auch die Ärzte erhielten ihren Anteil, doch ist aus der Angabe der Menge nicht zu erkennen, dass sie aus beruflichen Gründen, weil sie Pfeffer als Heilmittel für Patienten benötigten, eine höhere Zuteilung beanspruchten. In pharaonischer Zeit jedoch spielte der Pfeffer noch keine große Rolle als Heilmittel, dazu war er viel zu kostbar. Warum die Balsamierer nun gerade Pfefferkörner in die Nase und die Leibeshöhle von Ramses II. gesteckt hatten, können wir nur vermuten. Da hilft vielleicht ein Blick auf andere Königsmumien. So fanden sich im Abdomen von Siptah und Ramses IV. stark aromatisch riechende Flechten (Parmelia furfuracea). Sie sollten wohl die Mumien wohlduftend machen und Ähnliches galt vermutlich auch für den Pfeffer im Körper von Ramses II. Doch warum ausgerechnet Pfeffer in die Nase? Hier müssen noch andere Überlegungen mit im Spiel gewesen sein. Wie noch bei der Behandlung der an ätherischen Ölen reichen Blätter ausführlicher besprochen wird, hatten nach den religiösen Überlegungen der Ägypter alle aromatisch duftenden Substanzen stark belebende Wirkung, da der Mensch durch die Nase den Lebenshauch aufnahm. Das bezog sich auch auf den Verstorbenen, Duft half zu einem neuen, jenseitigen Leben zu regenerieren. Diese Vorstellungen müssen bei der Balsamierung des Ramses II. dazu geführt haben, Pfefferkörner in die Nase zu stecken.

Wacholderbeeren – Heilmittel für die Lebenden und Regeneration für die Toten

Aus dem Ausland importierte Heilpflanzen finden wir jedoch nicht nur als Grabbeigabe für einen König oder an königlichen Mumien. Bereits in vor- und frühgeschichtlicher Zeit gab es einen umfangreichen Import von Pflanzenmaterialien, vor allem Koniferenholz und -harze aus dem palästinensischen

Raum. Im pharaonischen Ägypten war der Außenhandel ein königliches Monopol, und die aus diesem Handel ins Land kommenden Produkte verschwanden in den Schatzkammern des Pharaos oder der großen Tempel. Von dort aus wurden sie dann, wenn mehr vorhanden war, als der Hof benötigte, im Land weiter verteilt. Daraus ergibt sich, dass ganz seltene ausländische Heilpflanzenprodukte nur dem am Hof praktizierenden Arzt zugänglich waren. Von den in größerem Umfang importierten Arzneimitteln erhielten aber auch die anderen Ärzten ihren Anteil. Diese konnten nun wieder durch Tauschhandel andere Heilpflanzenprodukte erwerben, sodass man wohl von einer recht weiten Verbreitung ausländischer Heilmitteln unter den Ärzten des Landes ausgehen kann.

Für das Neue Reich ist dann neben dem staatlichen Import auch ein direkter Handel mit ausländischen Kaufleuten im ägyptischen Landesinneren belegt. Im Grab des Kenamun[11] in Theben ist die Anlandung eines asiatischen Handelschiffes am Kai von Theben dargestellt. Syrer bringen Waren an Land, wo Stände mit einheimischen Produkten, z. B. Textilien, aufgebaut sind, und es findet ein Tauschhandel statt (Abb. 16). In diesem Rahmen kamen dann sicherlich auch ausländische Heilpflanzenprodukte nach Ägypten, direkt zu Ärzten oder in die großen Haushalte. Arzneimittel erfüllten die idealen Voraussetzungen für ein lukratives Geschäft. Sie waren begehrt, nahmen nicht viel Platz ein und sie waren haltbar. Mit ihnen ließ sich guter Gewinn machen. Zusammen mit den Heilpflanzen müssen aber auch Informationen über ihre Anwendungsmöglichkeiten und pharmazeutische Wirkung weitergegeben worden sein, denn niemand kauft ein extrem teures Arzneimittel ohne eine Anpreisung, was damit alles zu erreichen ist. Auf diesem Handelsweg fand so auch fremdes Wissen um die Wirkung von Heilpflanzen Eingang in die ägyptische Medizin.

Eines der wichtigsten Heilpflanzenprodukte, das auf dem Handelsweg von Palästina nach Ägypten gelangte, und dies schon in vorgeschichtlicher Zeit, waren Wacholderbeeren. Alle bisher in Ägypten gefundenen und botanisch sicher bestimmten Wacholderbeeren gehören zu der Art Juniperus oxycedrus L., dem Zeder-Wacholder. Diese Wacholderart wächst

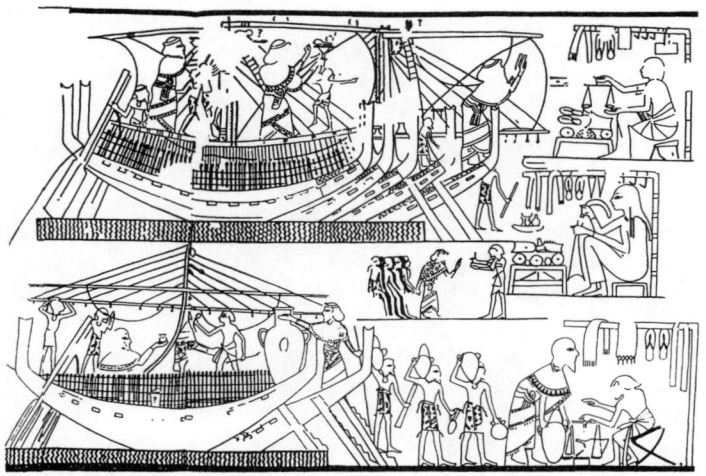

Abb. 16 *Syrische Handelsschiffe am Kai von Theben, Grab des Kenamun,*
18. Dynastie

im gesamten Mittelmeerraum bis nach Nordpersien, fehlt aber
in Ägypten und dem südlichen Palästina. Der bis etwa 8 m
hoch werdende Baum ist von kegelförmiger Wuchsform,
männliche und weibliche Blüten sitzen an getrennten Bäumen.
Die »Beerenzapfen« werden aus 3 bis 6 Schuppen gebildet
und enthalten 2 bis 3 Samen, in Einzelfällen nur einen. Der
Durchmesser der reifen Wacholderbeere beträgt um 1 cm und
sie ist von braun-roter Farbe (Abb. 17).

Die pharmazeutische Wirkung der Wacholderbeeren beruht
auf ihrem hohen Anteil an ätherischen Ölen. Diese bestehen
zum Teil aus Monoterpenkohlenwasserstoffen, vor allem α-
Pinen, Camphen und Kardinen. Sie wirken stark diuretisch
durch eine direkte Beeinflussung des Nierenparenchyms. In
größeren Dosen verabreicht, kann es bei Frauen zu Uterus-
blutungen und bei einer vorliegenden Schwangerschaft zum
Abort kommen. Äußerlich verabreicht sind die ätherischen
Öle der Wacholderbeeren hautreizend und desinfizierend.

Über die medizinische Verwendung der Wacholderbeeren,

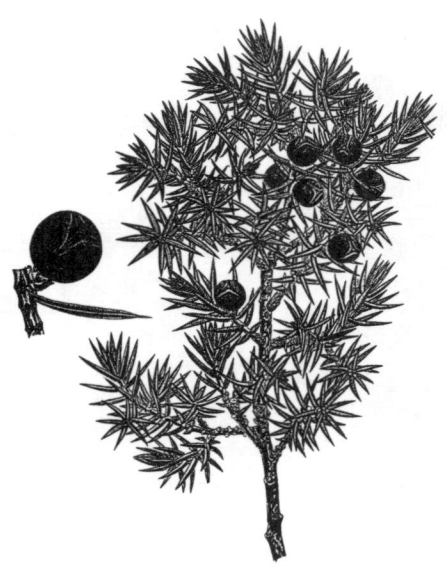

Abb. 17 *Zeder-Wacholder (Juniperus oxycedrus L.)*

ägyptisch *Uan* (*wˁn*), durch die pharaonischen Ärzte sind wir gut unterrichtet. In zahlreichen Rezepturen werden sie verordnet und dies häufig entsprechend ihrer pharmazeutischen Wirkung als Diuretikum:

»Ein anderes (Heilmittel für das Beseitigen von Harn, wenn er zu viel ist): Wurzel der ḳ3d.t-Pflanze 1/4, Weintrauben 1/8, Honig 1/4, Wacholderbeeren 1/32, süßes Bier 71/2 ro, werde gekocht, werde durchgepresst, werde getrunken an einem Tage.«

(Eb 278 = H 64)

Auch die den Uterus kontraktierende Wirkung der Wacholderbeeren wurde genutzt:

»Ein anderes (Heilmittel für das Lösen eines Kindes aus dem Bauch einer Frau): Wacholderbeeren 1, nỉ3ỉ3-Pflanze 1, Koniferenharz 1, werde zu einem Zäpfchen gemacht, werde in ihre Scheide gegeben.« *(Eb 806)*

54

Wir finden aber auch Wacholder in Rezepturen, die ein Entleeren des Bauches bewirken sollten, obwohl sie keine abführende Wirkung haben. Dies war jedoch nach Auffassung des altägyptischen Arztes durchaus logisch, da er sich Harnblase und After verbunden dachte. Es gibt eine Reihe von Rezepturen, die diese Vorstellung zeigen, in denen etwa ein Mittel gleichzeitig zur Behandlung des Afters und der Blase dienen soll, oder ein Einguss in den After bei »Verstopfung von Hitze auf der Blase (Eb 265)« verordnet wird. Wacholderbeeren finden wir daneben aber auch in vielen einzunehmenden Rezepturen, deren Indikationen wir noch nicht deuten können. Äußerlich angewandt werden sie zum Erweichen der Gelenke, Behandeln der Gefäße und Kopfschmerzen eingesetzt.

Insgesamt haben sich Wacholderbeeren als Arzneimittel in der altägyptischen Medizin großer Wertschätzung erfreut.

Wacholderbeeren wurden jedoch nicht nur zu Heilzwecken importiert, sondern man verwendete sie auch bei der Balsamierung der Mumien. So finden wir sie manchmal zwischen den Leinenbinden der Wicklung, und bei einer Mumie aus dem Mittleren Reich sogar in der Hand. Im Balsamierungsritual werden die Wacholderbeeren ebenfalls erwähnt. Dabei handelt es sich um einen in zwei fragmentarischen Abschriften aus dem 1. Jahrhundert n. Chr. erhaltenen Text, der die Balsamierung des Körpers und sein rituelles Einwickeln beschreibt. Dort heißt es im Abschnitt über die Behandlung des Kopfes in der typischen umständlichen und sich mehrmals wiederholenden Schreibweise:

»Dann salbe seinen Kopf wiederholt mit Myrrhe, dieses wird ausgeführt, um den Kopf des Verklärten (d. h. des Toten) mit Myrrhe zu salben. (Salbe ihn) wiederum mit Öl, sowohl den Kopf wie das Gesicht. Lege unter seinen Kopf Wacholderbeeren.«[12]

Neben der keimtötenden Wirkung der Wacholderbeeren steht für diese Verwendung sicherlich der religiöse Aspekt des regenerierenden aromatischen Duftes im Vordergrund.

Heilpflanzen-Darstellungen in der
»Botanischen Kammer« des Karnak-Tempels?

Nach seinen siegreichen Feldzügen in Palästina gab Thutmosis III. einen großen Teil der erhaltenen Tribute an den Haupttempel des Landes, den des Reichsgottes Amun in Karnak. Außerdem ließ er dort Um- und Neubauten durchführen. Seitlich einer großen von ihm errichteten Säulenhalle befinden sich drei kleine Kammern, die mit ganz ungewöhnlichen Reliefs verziert sind. Die beigefügte Inschrift erklärt:

»Jahr 25 des Königs von Ober- und Unterägypten Men-cheper-Re (Thutmosis III.) – er möge leben ewiglich – Pflanzen, die seine Majestät fand im Land von Retenu (Syrien/Palästina).«

An den Wänden dieser heute »Botanische Kammer« genannten Räume finden sich Pflanzendarstellungen, die sonst in keinem anderen Tempel vorkommen. Üblicherweise sind Pflanzen in Gräbern oder Tempeln zum einen als Opfergaben abgebildet, zum anderen als Teil eines Landschaftstypus wie Papyrusdickicht, Wüste oder Garten. In der »Botanischen Kammer« hingegen sind verschiedene Pflanzen nebeneinander aufgereiht gezeichnet, ohne Bezug auf Opfer oder Landschaft. Beischriften zu den einzelnen Pflanzen, wie etwa ihre Namen, fehlen. Zwischen den Pflanzen befinden sich auch eine Reihe von Tieren.

Entgegen der sonst in der altägyptischen Kunst meist sehr stilisierten Art, Pflanzen abzubilden, sind viele Pflanzen der »Botanischen Kammer« so naturgetreu dargestellt, dass sich ihre botanische Gattung ohne Schwierigkeiten bestimmen lässt. Hier zeigt sich nun, dass die Inschrift nicht ganz der Wahrheit entspricht, denn es handelt sich keinesfalls nur um Pflanzen aus Palästina. Zwar sind der Granatapfel (Punica granatum L.) und die Orientalische Kornblume (Centaurea depressa Bieb.), die beide in Palästina beheimatet sind, hier zum ersten Mal abgebildet, daneben finden sich aber auch die in Ägypten heimische Lotusblume (Nymphaea spec.) und die Winde (Convolvulus spec.). Zwei andere Pflanzen, eine Ka-

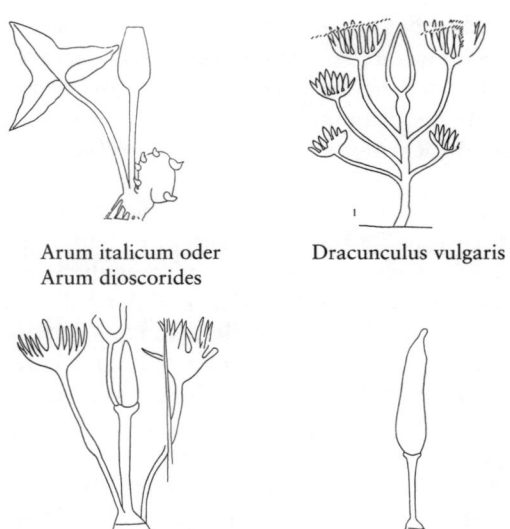

Arum italicum oder
Arum dioscorides

Dracunculus vulgaris

Eminium spiculatum
oder Dracunculus vulgaris

Biarum angustatum

Abb. 18 *Aronstabgewächse in der »Botanischen Kammer« des Karnak-Tempels*

lanchoe und eine Euphorbie, die im Gebiet des heutigen Jemen und Sudan wachsen, passen gar nicht zur Herkunftsangabe Palästina. Von dem Lotus wie auch von den Tieren sind außerdem noch seltsamerweise anormale Wuchsformen abgebildet. So deutet vieles darauf hin, dass wir es in der »Botanischen Kammer« gar nicht mit der Darstellung von Beuteprodukten der Syrien-Feldzüge Thutmosis' III. zu tun haben, sondern vielmehr mit einer Art »Raritätenkabinett«, in dem Exotica an den Wänden verewigt wurden. Raritätenkabinette ganz ähnlicher Art, nur dann mit Objekten, bauten die europäischen Fürsten der Renaissance auf, die Vorläufer unserer heutigen Museen.

Unter den für die ägyptische Darstellungsart sehr naturgetreu gezeichneten Pflanzen befinden sich mehrere Aronstabgewächse (Abb. 18). Da diese Pflanzen Rhizome ausbilden, sind sie leicht über längere Strecken transportierbar und lassen sich somit gut in fremde Regionen verpflanzen. Wir können also davon ausgehen, dass dem Vorzeichner der Reliefs der »Botanischen Kammer« frische Exemplare aus dem Tempelgarten von Karnak als Vorlage zur Verfügung gestanden haben.

Doch um welche Aronstab-Arten es sich genau handelt, ist bei Botanikern heute noch umstritten, es hängt ein bisschen davon ab, wie weit man der Herkunftsangabe »Palästina« in der Beischrift glaubt. Der Botaniker und Afrikaforscher Georg Schweinfurth[13] identifizierte den Italienischen Aronstab (Arum italicum Mill.) und den Drachenwurz (Dracunculus vulgaris Schott), die aber beide nicht in Palästina wachsen, sondern in den europäischen Mittelmeerländern, auf Kreta und in der Türkei. Beaux,[14] die sich vor einigen Jahren intensiv mit den Darstellungen der »Botanischen Kammer« beschäftigt hatte, sieht in den Pflanzen-Abbildungen auch den Drachenwurz, statt des Italienischen Aronstabes aber die in Palästina beheimatete Art Arum dioscorides Sm. und weiterhin die Aronstabgewächse Biarum angustatum (Hook. F.) N. E. Brown und Eminium spiculatum (Blume) Schott, die beide sowohl in Palästina als auch im mediterranen Küstenstreifen Ägyptens wachsen.

Auch wenn heute noch in der Frage der Artbestimmung keine Einigkeit besteht, können wir aber doch davon ausgehen, dass zur Zeit des Thutmosis III. im Tempelgarten von Karnak Aronstabgewächse angepflanzt waren.

Doch kultivierte man sie dort nur als Raritäten oder auch zu einem nützlichen Zweck?

Den aufgeführten Aronstabgewächsen ist gemein, dass sie sowohl in der heutigen Volksmedizin ihrer Verbreitungsgebiete als auch schon in der Heilkunde der klassischen Antike als Arzneimittelpflanzen genutzt wurden. Hippokrates,[15] wie auch später Dioskurides, verordnete die Wurzel des Aronstabes (Arum spec.) bei Asthma und Bronchialerkrankungen. Ganz ähnliche Verwendung hatte der Drachenwurz, daneben sollte sein Saft bei Augenkrankheiten und vor allem bei Schlangenbissen helfen. Allein das Tragen einer Rhizomknolle könne nach Plinius und Dioskurides auf magische Weise vor Schlangenbissen schützen. In der frühen arabischen Medizin fand der Drachenwurz unter dem Namen »Schlangen-Arum« als Heilmittel Verwendung.

Eminium spiculatum, das bei Verzehr den Blutdruck beeinflussen kann, wird in der ägyptischen Volksmedizin als giftig angesehen, und auch das Rhizom von Biarum hat in frischem Zustand eine leicht toxische Wirkung.

Die allen genannten Aronstabgewächsen eigenen pharmazeutischen Eigenschaften machen es sehr wahrscheinlich, dass sie im Tempelgarten von Karnak nicht nur wegen ihres ungewöhnlichen Aussehens wuchsen. Die Wirkung, die vor allem das Rhizom beim Verzehr auf den menschlichen Körper hat, war sicherlich von den altägyptischen Ärzten beobachtet worden und wir können davon ausgehen, dass sie diese Pflanzen auch in der Heilkunde verwendeten.

Die Nutzung aromatischer Blätter in der Heilkunde

In seinem Heilmittelschatz standen dem altägyptischen Arzt eine ganze Reihe von Pflanzen zur Verfügung, deren Blätter reich an ätherischen Ölen sind. Da diese stark duften, wurden sie als belebender Bestandteil in Rezepturen verwendet. Doch darüber hinaus kannte der Arzt auch ihre spezielle pharmazeutische Wirkung.

Aus dieser Gruppe der Arzneimittelpflanzen wird in den medizinischen Texten am häufigsten der wilde Sellerie (Apium graveolens L.) genannt, der zur heimischen Flora des mediterranen Küstenstreifens Ägyptens gehört. Er wächst dort vor allem auf salzhaltigen Böden. Wann man begann, ihn auch in Gärten anzupflanzen, um immer Sellerieblätter zur Hand zu haben, ist nicht bekannt, vermutlich zu Beginn des Neuen Reiches. Aber noch in späteren Zeiten wurde sowohl der wilde Sellerie als auch die Kulturpflanze genutzt, denn auch Dioskurides unterscheidet zwischen einem im Garten angebauten Sellerie und dem wilden, die beide als Arzneipflanze dienten.

Bei Sellerie denken wir heute fast automatisch an den Knollensellerie mit seiner großen, fleischigen und essbaren Knolle, doch das ist eine Züchtung der modernen Zeit. Genutzt wurden im Altertum, wie noch bis ins 16. Jahrhundert, nur die Blätter der Pflanze als Gewürz und vor allem als Heilmittel.

Für die pharmazeutische Wirkung aller Teile des Selleries ist ihr hoher Gehalt an ätherischen Ölen, vor allem dem Apiol, verantwortlich. Eingenommen sind sie diuretisch und uteruskontraktierend, aber auch beruhigend für das Magen-Darmsystem. Ein Aufguss der Samen hilft äußerlich bei Rheuma und Arthritis. Außerdem wird ihnen eine leichte aphrodisierende Wirkung zugeschrieben.

Schon die altägyptischen Ärzte hatten die vielfachen Anwendungsmöglichkeiten des Selleries erkannt, der mit dem Wort *Matet* (*m3t.t*) bezeichnet wurde, und sie verordneten ihn in vielen Rezepturen, sowohl innerlich wie äußerlich. Eingenommen sollte er vor allem gegen die Giftsamen magischen Ursprungs helfen und gegen verschiedene Erkrankungen im Bauch. Entsprechend der pharmazeutischen Wirkung findet sich Sellerie auch in Rezepturen zum Regeln des Harnes und als Genitaleinguss appliziert zum Kühlen des Uterus. Äußerlich diente er der Behandlung von Wunden, Verbrennungen sowie zum Erweichen steifer Gelenke. Bis in die heutige Zeit hat sich die Nutzung des Selleries in gleicher Form wie zu pharaonischer Zeit in der ägyptischen Volksmedizin erhalten.

Man hat die Blätter aber damals nicht nur als Heilmittel verwendet, sondern wegen ihres intensiven Geruchs auch in Mumiengirlanden eingeflochten, sie sollten dem Verstorbenen regenerierenden Duft spenden. So lag auf der Brust der Mumie des Kent aus der 19. Dynastie ein Gewinde, das nur aus Blättern des Selleries und den ebenfalls stark duftenden Blüten des blauen Lotus hergestellt war. Sellerie-Blätter wurden sogar zum Schmuck einer königlichen Mumie verwendet. In die Girlanden, die auf dem mittleren Sarg des Tutanchamun lagen, hatten die Kranzbinder ebenfalls Sellerie-Blätter eingearbeitet, genau wie in einen Blütenhalskragen, der von einem Teilnehmer an den Bestattungsfeierlichkeiten des Tutanchamun getragen worden war.

Noch in der antiken Welt fanden Sellerieblätter, zu Girlanden gewunden, im kultischen Bereich und bei Totenfeiern Verwendung, wie es uns Plinius und Vergil berichten.

Neben dem Sellerie nutzten die Ägypter auch den Dill (Anethum graveolens L.) sowohl als Heilpflanze als auch in Form von Girlanden als Pflanzenschmuck für die Mumien. So lagen kleine Zweigstücke mit den sehr dünnen Blättern auf der Mumie des Pharao Merenptah. Sie waren wohl ursprünglich Bestandteil eines ähnlichen Gewindes wie das auf der Mumie des Kent gewesen, doch da Dillblätter extrem fragil sind, haben sie sich nicht so gut erhalten.

Im Gegensatz zum Sellerie wächst der Dill nicht wild in Ägypten, sondern dort nur als Kulturpflanze, nachdem er vermutlich zu Beginn des Neuen Reiches von Palästina aus Einzug in die Gärten hielt.

Die pharmazeutische Wirkung des Dills ist etwas schwächer als die des Selleries, die Früchte wirken beruhigend auf das Magen-Darmsystem und sind leicht diuretisch. Wenn der ägyptische Name für den Dill *Imset* (*ims.t*) richtig gedeutet ist, spielte er als Heilpflanze keine so große Rolle wie der Sellerie, wir finden das Kraut und die Früchte nur in einigen wenigen Rezepturen. Eingenommen soll er alle Schmerzstoffe im Körper töten, äußerlich bei dämonischen Einwirkungen am Kopf und bei Problemen der Gefäße an Schulter und Oberschenkel helfen.

Aus den Funden auf Mumien können wir noch zwei weitere Pflanzen mit stark aromatisch duftenden Blättern identifizieren: den Katzenschweif (Conyza dioscorides Desf.) und die Minze (Mentha sp.), von beiden kennen wir allerdings nicht den altägyptischen Namen.

Als der französische Ägyptologe Victor Loret 1898 das Grab Amenophis' II. der 18. Dynastie entdeckte, fand er ein großes Bündel Blätter der Conyza auf dem Sarg des Pharao, die Georg Schweinfurth botanisch bestimmte. Die Mumie befand sich allerdings nicht mehr im originalen Zustand ihrer Grablegung. Nachdem sie von Grabräubern, die einige Zeit nach der Bestattung des Pharaos die Mumien nach Schmuckstücken durchwühlt hatten, beschädigt worden war, hatten Priester in der 21. Dynastie sie neu eingewickelt und dann in einem Holzsarg wieder in den großen Steinsarkophag gelegt. Sie waren es vermutlich auch, die dann den pflanzlichen Mumienschmuck auf den Sarg legten, der außer aus den Conyza-Blättern noch aus Sykomorenzweigen bestand.

Conyza dioscorides wächst als dicht verzweigter Busch an den Ufern des Nil oder seiner Kanäle und anderen feuchten Standorten. Seine oval-lanzettlichen Blätter sind aufgrund ihres Gehaltes an ätherischen Ölen stark aromatisch duftend. Die gelben Blütenköpfchen dieses Korbblütlers stehen am Ende der Zweige in dichten Blütenständen.

In der ägyptischen Volksmedizin wird die Conyza dioscorides auch heute noch als Heilpflanze genutzt. Ein aus den Blättern gekochter Tee soll bei Rheuma, Blähungen und Krämpfen helfen, außerdem wirkt er schweißtreibend. Äußerlich angewendete fördert der Aufguss den Heilungsprozess bei Wunden. Zwar kennen wir den altägyptischen Namen dieser Pflanze nicht, es ist aber zu vermuten, dass sie ganz ähnlich auch schon von den Ärzten der pharaonischen Zeit genutzt wurde.

Als Heilmittel heute weit verbreitet sind Minze-Arten, vor allem die Pfefferminze (Mentha x piperita L.). Sie gehören zur Familie der Lippenblütler. Alle Teile dieser Pflanzen sind reich an ätherischen Ölen, vor allem dem Menthol, das krampflösend, antiseptisch, sekretionsfördernd auf die Galle, beruhigend bei Kopfschmerzen und äußerlich angewandt belebend und anregend wirkt. Die echte Pfefferminze gab es allerdings im Alten Ägypten noch nicht. Sie ist nur in Kultur bekannt und entstand erst in moderner Zeit in England als Tripel-Bastard aus drei in Europa heimischen Minze-Arten. Sie wird rein vegetativ vermehrt.

In Ägypten aber wachsen entlang des Nilufers, seiner Kanäle und an anderen feuchten Standorten wie etwa in den Oasen zwei Minze-Arten, die Mentha longifolia (L). L. und die Mentha pulegium L. Auch sie sind stark aromatisch duftend und enthalten einen hohen Anteil an Menthol. Beide Minze-Arten werden in der heutigen ägyptischen Volksmedizin ganz ähnlich wie die Pfefferminze genutzt, als Zusatz zu heißen Bädern bei Hautkrankheiten und innerlich als krampflösendes, beruhigendes Mittel für den Magen-Darmbereich und bei Gallenwegserkrankungen.

Wie die oben genannten anderen stark aromatisch duftenden Pflanzen Sellerie, Dill und Katzenschweif ist uns auch von der Minze ein Fund als Mumiengirlande erhalten. Auf einer in Theben gefundenen Mumie der 20. bis 26. Dynastie lagen beblätterte Minze-Zweige. Da sie aber leider keine Blüten trugen, lässt sich nicht bestimmen, zu welcher der beiden in Ägypten heimischen Minzearten diese Zweige gehören.

Ein altägyptischer Name für Minze ist nicht bekannt. Da die Pflanze aber einen sehr intensiven Geruch hat, wurde sie sicherlich von den Ärzten zu den Pflanzen mit regenerierender Kraft gezählt und deshalb, und auch wegen ihrer pharmazeutischen Wirkung, in der Heilkunde verwendet.

Von allen hier aufgeführten Funden aromatischer Blätter, die einst vor mehr als dreitausend Jahren in Girlanden eingearbeitet die Mumien schmückten, sind uns Reste in Museumssammlungen erhalten, allerdings weltweit verstreut. Der Selleriekranz des Kent befindet sich heute im Landwirtschaftsmuseum in Kairo (Abb. 19), die Blütenhalskragen von den Bestattungsfeierlichkeiten des Tutanchamun im Metropolitan Museum New York und die zarten Pflanzenteile des Dills, des Katzenschweifes (Abb. 20) und der Minze im Botanischen Museum Berlin-Dahlem.

Koniferenharze – die Tränen des Gottes Geb

Schon seit dem Alten Reich führten die Ägypter Koniferenharzprodukte aus dem palästinensischen Raum ein, die sie vor allem als Material für die Balsamierung ihrer Verstorbenen benötigten. Dies haben sowohl die chemischen Untersuchungen der Salböle von Mumien ergeben, als auch die altägyptische Textquellen gezeigt. So heißt es in den berühmten »Admo-

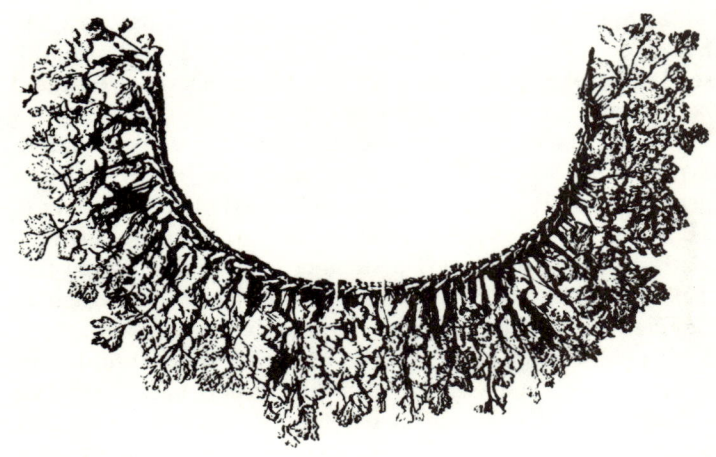

Abb. 19 *Girlande aus Sellerie-Blättern und Blütenblättern des blauen Lotus von der Mumie des Kent*

nitions«, einem Text, der das schreckliche, chaotische Ende des Alten Reiches beklagt:

> »Keiner segelt heute mehr nordwärts nach Byblos, was sollen wir nehmen statt Koniferenholz für unsere Mumien, in dem die Priester bestattet werden und mit dessen Harz die Edlen balsamiert werden bis hin nach Kreta.«[16]

Der ägyptische Name für Koniferenharz war *Sefetsch* (*sfṯ*). Obwohl die Ägypter die Gewinnung dieses Produktes nicht aus eigener Ausschauung kannten, da harzführende Nadelbäume nicht zur Flora des Niltales gehören, wussten sie, dass es sich dabei um ein Ausflussprodukt einer Konifere handelt. So schreibt ein späterer magischer Papyrus:

> »Aus dem zu Boden gefallen Blut des Gottes Geb entstand die Asch-Konifere, es entstand aus ihrem Saft das Sefetsch.«[17]

Welche Nadelholzbaumart allerdings der Namen *Asch* (ˁš) bezeichnete, deren Holz und Harz über die Hafenstadt Byblos im Libanon in großen Mengen nach Ägypten geliefert wurde, lässt sich nicht mit Sicherheit sagen, sowohl die Zeder als

64

auch die Tanne stehen zur Diskussion. Die wenigsten Ägypter kannten jedoch Nadelgehölze aus eigener Erfahrung, und so kommt es, dass auf einer Reliefwand im Karnak-Tempel die *Asch*-Koniferen nur sehr schematisch dargestellt sind (Abb. 21). Das Fällen der von den Ägyptern so begehrten Bäume geschah durch Einheimische, ebenso die Harzgewinnung. So wird man in Ägypten

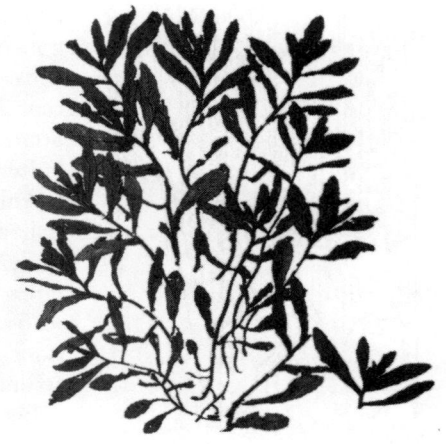

Abb. 20 *Zweige des Katzenschweifes von der Mumie des Pharaos Amenophis' II.*

meist gar nicht gewusst haben, von welcher Koniferenart das benutzt *Sefetsch*-Harz stammt, denn die chemischen Untersuchungen von Balsamierungssalbölen machen die Nutzung von Kiefernharz sehr viel wahrscheinlicher als das Harz von Zeder oder Tanne.

Neben dem *Sefestsch*-Harz wird in den medizinischen Texten noch ein weiteres Harzprodukt genannte, das »Fett« der *Asch*-Konifere. Die medizinische Anwendung deckt sich weitestgehend mit der von *Sefetsch*, vielleicht handelte es sich dabei nur um ein Produkt von einer etwas anderen Konsistenz.

Die pharmazeutisch wirksamen Bestandteile der Koniferenharze sind die ätherischen Öle, vor allem die Pinene. Sie wirken hautreizend und desinfizierend. So ist es nicht überraschend, dass wir in den altägyptischen Rezepturen Koniferenharz vor allem in der äußerlichen Anwendung finden. Die Liste der Indikationen, bei denen der ägyptische Arzt eine Behandlung mit *Sefetsch* und »Fett« der *Asch*-Konifere für sinnvoll erachtete, ist lang, besonders häufig verordnete er die

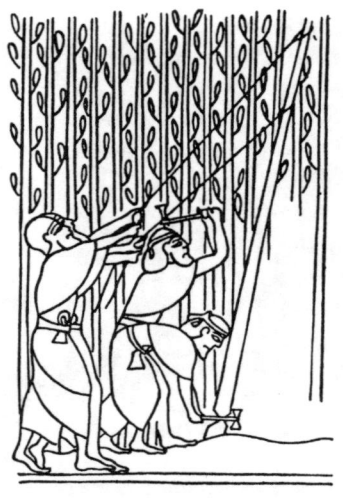

Abb. 21 *Syrer schlagen Koniferenholz für den Export nach Ägypten*

Produkte bei der Behandlung von Wunden, Verbrennungen, Schwellungen und Geschwüren, Hauterkrankungen und Steifheit. Aber auch gegen Falten im Gesicht sollte Koniferenharz helfen. In der Frauenheilkunde diente es sowohl äußerlich als auch in Form eines Scheideneingusses zum »Lösen des Kindes im Bauch« oder zur Anregung der Menstruation.

Einige wenige Rezepturen nennen auch die innerlich Anwendung von Koniferenharz, gegen den *Pened*-Wurm und bei Verstopfung im Bauch.

Koniferenharze sind auch heute noch überall ein Bestandteil der Naturheilkunde und die Anwendung deckt sich in weiten Teilen mit denen der altägyptischen Texte, sowohl bei äußerlicher als auch innerlicher Verordnung. So heißt es in der »Warenkunde für die Frauenwelt, Arznei-, Farbwaren und Schönheitsmittel« von Karl Ruß aus dem Jahre 1869 über die Anwendung von Koniferenharz:[18]

> »...äußerlich gegen Frostbeulen, Wunden, Geschwüre, Gicht, Rheuma, Gliederreißen aller Art, innerlich bei ... und Darmwürmern.«

Gummi arabicum – das Exsudat der Seyal-Akazie

Im Gegensatz zu den Koniferenharzen, die vor allem aus Harzsäuren und ätherischen Ölen bestehen, sind die Exsudate der Akazien Gummisubstanzen und zwar Kalium-, Magnesium- und Calciumsalze der Arabinsäure. Sie sind fast geruchs- und geschmacklos und, was für ihre medizinische Anwendung sehr wichtig ist, in Wasser löslich. Daher eignen sie sich hervorragend, andere Substanzen aufzunehmen, ohne diese chemisch zu beeinflussen.

Akazien-Gummi, auch Gummi arabicum genannt, ist eine ideale Grundsubstanz für Tabletten, es dient zum Stabilisieren von Emulsionen und Eindicken von Flüssigkeiten. So war schon in pharaonischer Zeit Akazien-Gummi die Grundlage für Tinte, in die man das schwarze oder rote Pigment einrührte, außerdem nutzte man es als Bindemittel für die Farbpigmente in der Sargmalerei, und es diente auch dem Fixieren der Leinenbinden beim Einwickeln der Mumien. Zum Herstellen der Weihrauchkügelchen, die beim Räuchern in den Tempeln verwendet wurden, nahmen die Ägypter ebenfalls Gummi arabicum, um das Weihrauchpulver in Kugelform zu bringen.

Der wichtigste Gummilieferant war und ist auch heute noch die Seyal-Akazie (Acacia seyal Del.), die deshalb auch Gummiakazie genannt wird. Sie wächst nur noch vereinzelt im Süden Ägyptens, größere Bestände, die auch wirtschaftlich genutzt werden, gibt es im Sudan. Der Baum erreicht eine Höhe von bis zu 10 m und trägt im Frühjahr gelbe, kugelige, stark duftende Blütenstände, aus denen sich schmalen Hülsen mit leichten Einschnürungen zwischen den einzelnen Samen entwickeln. Die Blätter sind paarig gefiedert (Abb. 22). Aber auch von der überall in Ägypten vorkommenden Nilakazie kann ein Gummi gewonnen werden, dessen Qualität jedoch nicht so gut ist. Gummi tritt in kleinen Mengen von selbst am Stamm und den Zweigen aus, zur gewerblichen Nutzung jedoch ritzt man den Stamm an.

Gummi arabicum wird immer noch in der Pharmazie eingesetzt, vor allem als neutrales Trägermittel für andere Substanzen. In zwei Anwendungsbereichen ist es jedoch selbst das Heilmittel. So wirkt es einhüllend und reizlindernd bei Husten und ist ein gut schützendes Mittel zur Wundabdeckung.

In gleicher Weise nutzten auch die altägyptischen Ärzte das Akaziengummi, *Kemit* (ḳmỉ.t) genannt:

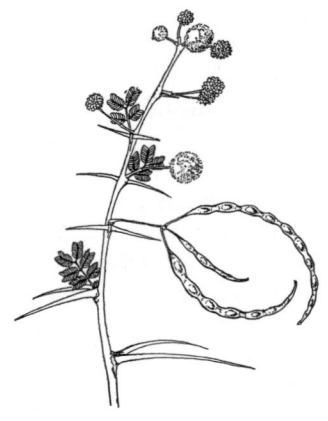

Abb. 22 *Gummiakazie (Acacia seyal Del.)*

»Ein anderes (Heilmittel für das Beseitigen des Hustens): Gummi
1/4, Honig 1/4, werde gekocht, werde gegessen vom Manne.«

(Bln 33)

Die Verordnungen zur Wundbehandlung sind in den altägyptischen medizinischen Papyri zahlreich und reichen von Verbrennungen, nässenden Wunden bis zu Knochenbrüchen.
Auch gegen Falten im Gesicht wurde Gummi arabicum eingesetzt.

Daneben zeigen viele Rezepturen, dass die ägyptischen Ärzte
Gummi arabicum auch als gut geeignete, neutrale Grundsubstanz für die Herstellung von einzunehmenden oder äußerlich
anzuwendenden Medikamenten gegen eine Vielzahl verschiedener Krankheiten benutzten.

Hustenmittel

Erkrankungen der Atemwege waren im Alten Ägypten recht
verbreitet. An Mumien ließen sich sowohl die Staublunge, ver-

mutlich hervorgerufen durch das dauernde Einatmen von feinem Sand, als auch die Kohlenstaublunge nachweisen. Die Letztere wird durch das Leben an einem rauchenden Feuer verursacht und tritt besonders bei Berufsgruppen auf, die nahe am Feuer arbeiten wie etwa Schmiede, Tonbrenner oder Bäcker. Daneben wurden die Menschen aber auch von den meist jahreszeitlich bedingten Erkältungskrankheiten heimgesucht.

Anweisungen zur Behandlung von Erkrankungen der Lunge finden wir in einigen Rezepturen, zahlreicher sind die Fälle von Husten. Auffallend häufig wird dort eine Pflanze mit dem Namen *Djaret* (*ḏ3r.t*) verordnet, deren Identifizierung aber bis heute noch nicht gelungen ist. Vorgeschlagen wurden sowohl die Koloquinthe als auch die Frucht des Johannisbrotbaumes, beide Deutungen lassen sich jedoch nicht beweisen. *Djaret* kommt mehrmals als alleiniges einzunehmendes Mittel gegen Husten vor:

»Anfang von den Heilmitteln für das Beseitigen des Hustens: frische ḏ3r.t, werde gegeben in Wasser in einem neuen Topf, werde getrunken an vier Tagen.« *(Eb 305)*

In der Pflanze *Djaret* hatte der Arzt offensichtlich ein wirksames Hustenmittel zur Hand. Gegen Husten wurden jedoch nicht nur Trankmittel verordnet, sondern der Patient sollte auch den Rauch verschiedener Heilpflanzen inhalieren. Leider wissen wir nicht, welche Pflanzen bei dieser Handlung verbrannt wurden, aber die Beschreibung zeigt die Konstruktion einer überaus wirkungsvollen Inhalationsapparatur. Drei unbekannte Pflanzenprodukte werden zu einer Masse zerrieben, und dann heißt es, indem sich der Text direkt an den Patienten wendet:

»Dann sollst du sieben Steine holen; du sollst sie in Feuer erhitzen, du sollst einen davon holen, du sollst etwas von diesem Heilmittel auf ihn geben, du sollst ihn bedecken mit einem neuen Topf, dessen Boden durchbohrt ist, du sollst ein Rohr von Schilf in diese Durchbohrung geben, du sollst deinen Mund an dieses Rohr geben, so dass du den Rauch davon schluckst, desgleichen für jeden anderen Stein.« *(Eb 325)*

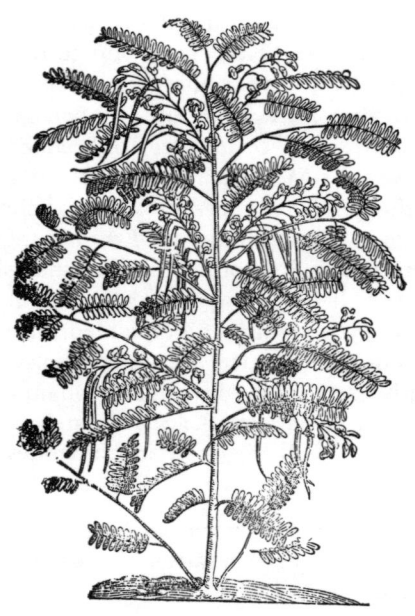

Abb. 23 *Sesbanie (Sesbania sesban [L.] Merrill)*

In der heutigen ägyptischen Volksmedizin finden vor allem die Blätter und Samen des einheimischen Strauches Sesbania sesban (L.) Merrill, die Sesbanie, als Mittel bei Erkrankungen der Atemwege und bei Asthma Verwendung. Er gehört zur Familie der Hülsenfrüchte (Leguminosae). Ein aus den Blättern und Samen hergestellter Tee soll getrunken und die Blätter gerollt geraucht werden.

Die Sesbanie ist ein dicht wachsender Busch, trägt vielfach gefiederte Blätter und gelbe Blüten, die einen violetten Fleck haben. Wegen ihres schönen Aussehens wurden sie in die Blütengirlanden eingeflochten, die man von der 18. Dynastie an auf die Mumien legte, z.B. auf die des Pharao Ahmose. Die schmalen Hülsen werden etwa 20 cm lang und enthalten bis zu 40 Samen (Abb. 23).

In den Samen konnte man jetzt Substanzen mit schleim-

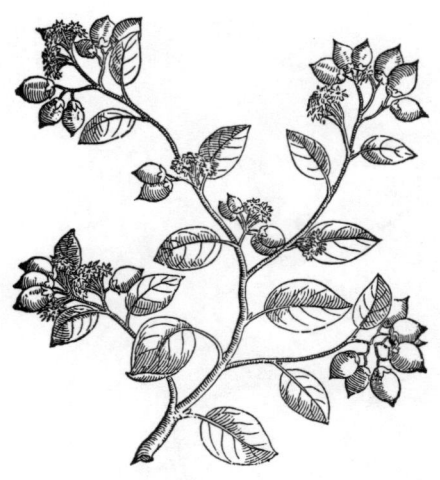

Abb. 24 *Brustbeerbaum (Cordia myxa L.)*

lösender Wirkung nachweisen, die eine Verwendung als Hustenmittel in der Volksmedizin bestätigen. Es ist gut möglich, dass dies auch schon in pharaonischer Zeit erfolgte.

Spätestens seit dem Mittleren Reich kannten die Ägypter auch den Brustbeerbaum, die Cordia myxa L. aus der Familie der Borretschgewächse (Boraginaceae). Wie es der deutsche Name schon sagt, fanden die Früchte im europäischen Raum vor allem als Mittel gegen jegliche Art von Brustbeschwerden Verwendung. Das Gleiche gilt auch für Ägypten. So berichtet schon Alpin für das 16. Jahrhundert, dass man dort die Früchte und einen aus ihnen hergestellten Aufguss bei Lungen- und Rippenfellentzündung und allgemein bei fiebrigen Erkrankungen, die auch die Brust mit betreffen, verordnete. Noch heute dient in der ägyptischen Volksmedizin ein aus den Früchten hergestellter Tee als gutes Mittel bei Erkrankungen der oberen Luftwege und chronischem Husten. In den kleinen roten Früchten dieses bis etwa 5 m hoch werdenden Baumes (Abb. 24) sind reichlich Schleimstoffe enthalten, die bei Atemwegserkrankungen lindern.

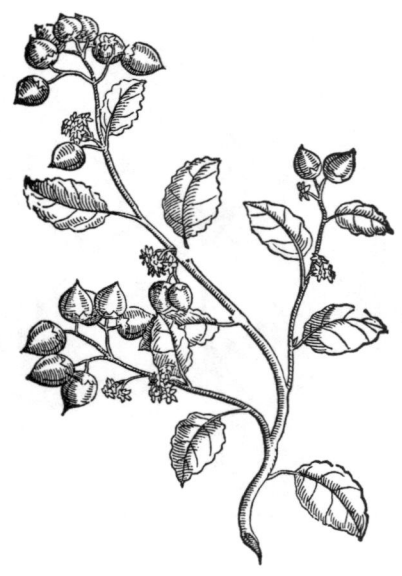

Abb. 25 *Cordia sinensis Lam.*

Allerdings gehört der Brustbeerbaum nicht zur heimischen Flora Ägyptens. Dort wächst ein ganz naher Verwandter, die Cordia sinensis Lam. (Abb. 25), die pharmazeutisch allerdings nicht so wirkungsvoll ist wie die in Indien beheimatete Cordia myxa, nach Alpin aber in gleicher Weise genutzt wurde. Schon sehr früh hat man allerdings die Cordia myxa als Kulturpflanze nach Ägypten gebracht, um die Früchte als Obst und Heilmittel zu nutzen. So fanden sich in einem Grabe des Mittleren Reiches in Theben mehrere beblätterte und Früchte tragende Zweige dieses Baumes. Einige Exemplare sind im Botanischen Museum Berlin-Dahlem zu sehen. Auch wenn wir den Brustbeerbaum nicht aus den medizinischen Texten identifizieren können, haben die Ägypter ihn sicherlich nicht nur wegen seiner essbaren Früchte angepflanzt, sondern auch um diese, wie heute noch, als Heilmittel bei Husten und anderen Atemwegsbeschwerden zu verwenden.

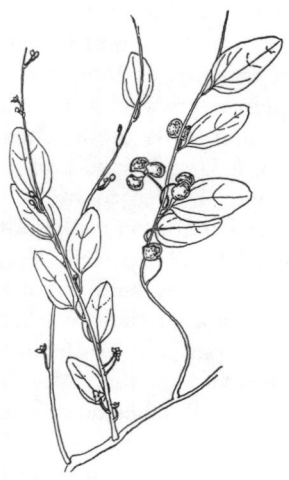

Abb. 26 *Hängender Kokkelstrauch (Cocculus pendulus [J. R. et G. Forst.] Diels.)*

Der Kokkelstrauch – ein Heilmittel gegen Fieber

Häufig stand der altägyptische Arzt vor Patienten mit fiebrigen Erkrankungen, und in den medizinischen Texten werden zahlreiche mit »Hitze« verbundene Krankheiten aufgeführt. Diese hatten viele verschiedene Ursachen. Heute wissen wir aus Mumienuntersuchungen, dass eine der Krankheiten die Malaria mit ihren regelmäßigen Fieberschüben war, denn es gelang der modernen Medizintechnik, den Erreger in jahrtausendealtem Körpergewebe nachzuweisen. Ein ganz spezifisch eingesetztes Fiebermittel lässt sich allerdings aus den medizinischen Papyri nicht erkennen, und so können wir nur in der heutigen Volksmedizin nachforschen, welche Pflanzenprodukte bei Fieber zum Einsatz kommen.

Im Süden Ägyptens, im Sudan und im mittleren Afrika findet die Wurzel des Hängenden Kokkelstrauches (Cocculus pendulus [J. R. et G. Forst.] Diels.) aus der Familie der Mondsamengewächse (Menispermaceae) (Abb. 26) und entspre-

73

chend seinem Verbreitungsgebiet auf der Arabischen Halbinsel und im östlichen Afrika Cocculus hirsutus Diels[19] als Fiebermittel weit verbreitete Anwendung.

Beide Kokkelstrauch-Arten wachsen als holzige Schlinggewächse an Bäumen oder, falls diese fehlen, auch auf dem Boden sich ausbreitend. Die Zweige können mehrere Meter lang werden. Die roten Beerenfrüchte sind essbar. In der Heilkunde genutzt werden aber vor allem die Wurzeln, in geringerem Umfang auch die Blätter. Die Wurzeln beider Arten enthalten zahlreiche Alkaloide, deren genaue pharmazeutische Wirkungen zur Zeit noch untersucht werden.

Sowohl von Cocculus pendulus als auch Cocculus hirsutus sind uns Funde der Früchte aus dem Alten Ägypten erhalten. In ein Grab des Mittleren Reiches hatte man dem Verstorbenen zahlreiche verschiedene Nahrungsmittel, verpackt in kleinen aus Gras geflochtenen Täschchen, mitgegeben. Eine davon enthielt die Früchte von Cocculus pendulus. Aus den Fundumständen lässt sich wohl schließen, dass diese aus Wildbeständen gesammelte Frucht die Obstplatte der Ägypter bereicherte. Von Cocculus hirsutus identifizierte Schiemann einen einzelnen Samen unter den vegetabilischen Grabbeigaben des Tutanchamun. Da die Nutzung der Wurzel des Kokkelstrauches in der afrikanischen und arabischen Volksmedizin heute noch so verbreitet ist, kann man sich durchaus vorstellen, dass diese auch schon von den altägyptischen Ärzten als Mittel gegen Fieber eingesetzt wurde.

Heilmittel von der Weide – eine nicht erkannte Chance?

Bei der Betrachtung der Anwendungen von Heilpflanzen in der altägyptischen Medizin wurde häufig das große empirische Wissen der Ärzte um ihre Wirksamkeit deutlich. Doch das ist nicht bei allen Pflanzen der Fall. Als Beispiel für anscheinend nicht erkannte pharmazeutische Eigenschaften lässt

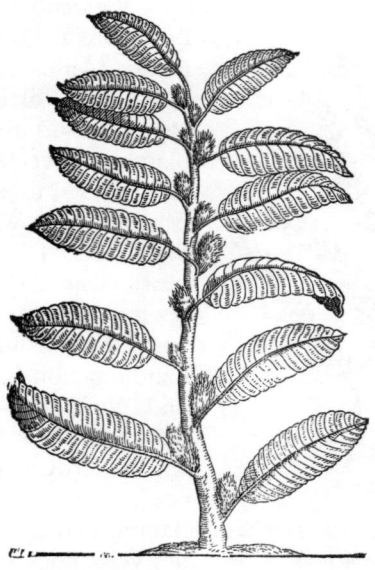

Abb. 27 *Ägyptische Weide (Salix subserrata Willd.)*

sich die Ägyptische Weide (Salix subserrata Willd.), ägyptisch *Tscheret* (*tr.t*), anführen (Abb. 27).

Dieser in ganz Ägypten, vor allem an den Kanalufern, sehr verbreitete Baum gehört wohl nicht zur ursprünglichen Flora Ägyptens, denn im Niltal wachsen so gut wie keine männlichen Exemplare der zweihäusigen Weide. Ihre Verbreitung geschieht rein vegetativ durch die leicht wurzelnden Stecklinge. Vermutlich ist diese Weidenart durch den Menschen bereits in vorgeschichtlicher Zeit von Palästina aus nach Ägypten gebracht worden.

Einige altägyptische Texte sprechen von der Weide als einem heiligen Baum, und in Denderah und Kom Ombo gab es in griechisch-römischer Zeit eine Zeremonie des »Aufrichtens einer Weide«.[20] Dargestellt finden wir eine Weide im Grab des Ipi in Deir el Medineh, 19. Dynastie, dessen Wandrelief seinen Garten mit einer Teichanlage zeigt, und im Neuen Reich wa-

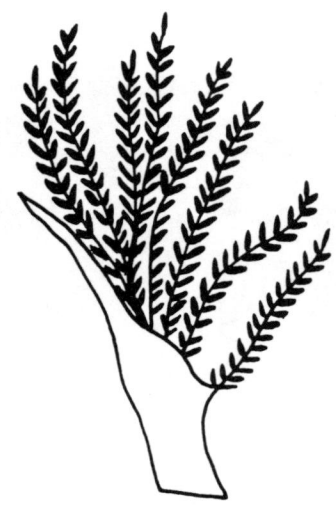

Abb. 28 *Darstellung einer Weide im Garten des Ipi in seinem Grab in Deir el Medineh, 19. Dynastie*

ren Weidenblätter häufige Bestandteile von Mumiengirlanden (Abb. 28). In den medizinischen Rezepturen sind die Blätter, beblätterte Zweige, das Sägemehl des Holzes und die Früchte oder Kätzchen der Weide als Heilmittel aufgeführt. Der Anwendungsbereich für diese Produkte ist vor allem die äußerliche Behandlung von Entzündungen und Wunden. So sollen bei Knochenbruch die Blätter in einem Drogengemisch, das noch die Blätter anderer Bäume enthält, in Form eines Verbandes aufgelegt werden:

»Ein anderes Heilmittel (für das Kühlen eines Knochens, nachdem er geknüpft ist, an allen Körperstellen des Mannes): Blatt der Dornakazie, Blatt der Weide, Blatt der Sykomore, Emmersamen, Gummiwasser, werde damit verbunden an vier Tagen.«

(H 234)

Die »Früchte« der Weide halfen bei einem entzündeten, nässenden Ohr. Ob es sich dabei wirklich um die winzigen Früchte oder nicht doch um die Kätzchen handelt, lässt sich nicht mehr sagen:

»Wenn seine Öffnung nässt, dann sollst du ihm ein Puder für das Trocknen einer Wunde machen: Blatt der Dornakazie, Blatt des Christdorn, ›Früchte‹ der Weide, Kreuzkümmel, werde zerrieben, werde daran gegeben.«   *(Eb 766)*

Da nur in einem einzigen einzunehmenden Rezept ein nicht deutbarer Teil der Weide zum »Veranlassen, dass das Herz Speise annimmt« (Eb 293) erwähnt ist, hat der altägyptische

Arzt in Weidenprodukten wohl vor allem ein äußerlich anzuwendendes Heilmittel gesehen. Weidenteile, besonders die Rinde und die Kätzchen, enthalten das Glykosid Salicin, ein Derivat der Salicylsäure. Die Acetylsalicylsäure (ASS) ist das weltweit wohl verbreitetste Schmerz- und Fiebermittel Aspirin. Aber auch schon ein Aufguss von Weidenrinde oder -kätzchen wirkt eingenommen fiebersenkend, entzündungshemmend, schmerzlindernd und antirheumatisch, wenn auch natürlich nicht in gleicher Stärke. Doch genau diesen Aufguss können wir nicht in den altägyptischen Rezepturen entdecken. So deutet nichts darauf hin, dass den pharaonischen Ärzten die große Heilwirkung von Weidenprodukten in Form eines eingenommenen Aufgusses bekannt gewesen ist.

Erst in dem wohl im 4. Jahrhundert v. Chr. niedergeschriebenen »Schlangenpapyrus« finden wir dann auch die Verwendung von Weidenprodukten in einzunehmenden Rezepturen bei Schlangenbissen. In der späteren ägyptischen Volksmedizin dienten Aufgüsse aus Rinde und Blättern als Mittel gegen Fieber und Rheuma.

Nilakazienblätter – ein geschätztes Heilmittel damals wie heute

Nun schon über einen Zeitraum von mehreren Jahrtausenden vertraut man im Niltal auf die Heilkraft der Blätter der Nilakazie (Acacia nilotica [L.] Del.). Dieser Bäum wächst überall in Ägypten, von den Nilufern bis in die Wadis der Trockengebiete. Charakterisiert ist er durch die gelben, kugelförmigen Blütenköpfchen und die langen Hülsen, die zwischen den einzelnen Samen perlschnurartig eingeschnürt sind (Abb. 29).

Die medizinische Wertschätzung seiner paarig gefiederten Blätter lässt sich aus pharmazeutischer Sicht nicht ganz verstehen, denn sie enthalten nur einen ganz geringen Anteil an Gerbstoffen. Diese sind in viel größerer Menge in den Hülsen

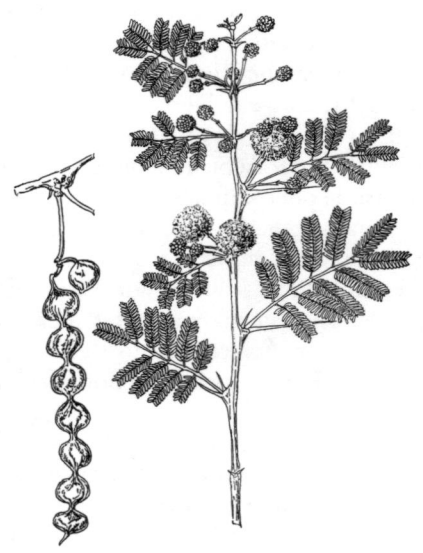

Abb. 29 *Nilakazie (Acacia nilotica [L.] Del.*

vorhanden, die deshalb auch zur Gerberei von Leder verwendet werden.

Dennoch finden wir in den altägyptischen medizinischen Texten eine häufige Verordnung der Blätter der Nilakazie, ägyptisch *Schnedjet* (*šnḏ.t*). Das Anwendungsspektrum ist groß, aber es lassen sich doch einige Schwerpunkte erkennen, für die der Arzt Nilakazienblätter einsetzte. Sie sind also nicht als wirkungsloses Füllmittel anzusehen, sondern als Heilmittel für spezielle Erkrankungsbereiche. So wurden sie innerlich vor allem bei Problemen des Bauches wie Schmerz-, Schleimstoffe und Giftsamen verordnet:

»Ein anderes (Heilmittel für das Abwehren der Schmerzstoffe im Bauch) smt-Pflanze 1/64 ro, i̇šd-Frucht 1/8 ro, Blatt der Dornakazie 1/32 ro, Fett der Gans 1/16 ro, Wacholderbeeren 1/16 ro, süßes Bier 25 ro, ebenso (werde durchgepresst, werde gekocht, werde getrunken vier Tage lang).«   *(Eb 88)*

Aber auch gegen Schmerzen im Bauch und in der Brust wurden Akazienblätter verordnet.

Was äußerliche Anwendung betrifft, ist ein ganz deutlicher Schwerpunkt bei der Behandlung von Wunden, Geschwüren, Entzündungen, diese auch an den Augen und im Mund, zu erkennen. Weiterhin wurden Akazienblätter in Rektaleingüssen verwendet. Den Frauen sollten sie bei Geschwüren an der Scheide und Schmerzen im Uterus und zum »Herausziehen des Blutes bei einer Frau« als Vaginaleinguss helfen.

Sieht man sich nun einmal an, welche Anwendung Prosper Alpin für die Blätter oder auch Gemische aus Hülsen, Blättern und Blüten angibt, so sind sie fast identisch, angefangen von den Mitteln zur Behandlung der Augen bis zur Anwendung als Vaginaleinguss bei schweren Blutungen. Die heutige ägyptische Volksmedizin betrachtet Akazienblätter immer noch als gutes Mittel zum Desinfizieren von Wunden; nach der Entbindung wird Frauen ein Sitzbad mit Zusatz von Akazienblättern als blutstillende Behandlung empfohlen und innerlich hilft ein Aufguss bei Durchfällen.

Außer den Blättern der Nilakazie nennen die medizinischen Papyri auch noch einige andere Produkte des Baumes, die wir aber meist nicht identifizieren können. So soll ein *Kaa*-Teil der Nilakazie (*ḳ33 n šnḏ.t*) als Schwangerschaftsverhütungsmittel benutzt werden. Aus diesem Text lässt sich schließen, dass die Verhütung von ungewolltem Kindersegen auch mit in den Aufgabenbereich des Arztes gehört hat:

»Veranlassen, dass eine Frau aufhört schwanger zu werden für die Dauer von einem Jahr, zwei Jahren oder drei Jahren.
ḳ33-Teil der Nilakazie, ḏ3r.t-Pflanze, Datteln, werde fein zerrieben in einem Hin-Maß Honig, werden Fasern damit befeuchtet, werde in ihre Scheide gegeben.« *(Eb 783)*

Auch das Gummiharz der Nilakazie wurde in der altägyptischen Medizin verwendet, vermutlich aber nur in geringerem Umfang, denn das bereits erwähnte Gummi der Seyal-Akazie ist von sehr viel besserer Qualität.

Zypergräser – vielseitig einsetzbar

Seit vorgeschichtlicher Zeit gehört die Erdmandel in Ägypten zu den Grundnahrungsmitteln. Es handelt sich dabei um die Rhizomknollen eines Zypergrases (Cyperus esculentus L.), die außer an Kohlenhydraten noch reich an Proteinen und fettem Öl sind. Spezielle pharmazeutische Eigenschaften sind von ihnen nicht bekannt. Die Pflanze gehört zur heimischen Flora Ägyptens, ist heute wild wachsend, jedoch nur noch sehr selten anzutreffen. Sie wurde zuerst nur gesammelt, später dann im Niltal kultiviert und auf Feldern angebaut.

Der ägyptische Name der Erdmandel war *Wach* (*wʿḥ*) und in den medizinischen Verordnungen finden wir sie sehr häufig, fast ausschließlich innerlich, verwendet. Der Arzt sah in Breien aus zerriebenen, oft auch gekochten Erdmandeln anscheinend eine gute Grundlage für einzunehmende Heilmittelmischungen. Äußerlich aufgetragen, sollte ein Brei aus Erdmandeln bei Verbrennungen helfen.

Nur ein einziges Mal erwähnt ein Text das aus den Rhizomknollen gewonnene Öl als Einreibemittel gegen Steifheit.

Im Gegensatz zur Erdmandel enthalten die Rhizomknollen des nahe verwandten Nussgrases (Cyperus rotundus L.) (Abb. 30) pharmazeutisch aktive Substanzen. Nachgewiesen sind eine Reihe von ätherischen Ölen, die zum Teil als Anti-Malaria Mittel wirken.

In vorgeschichtlicher Zeit haben die Bewohner des Niltales auch diese Rhizomknollen gesammelt und gegessen, sie wurden jedoch nie angebaut.

Wir können davon ausgehen, dass die Ärzte diese Knollen ebenfalls in der Medizin verwendet haben, jedoch ist bisher noch kein altägyptischer Pflanzenname für die Rhizome des Nussgrases identifiziert worden. Die bereits bei Dioskurides für das Nussgras angegebene Verwendung findet sich auch bei Prosper Alpin und in der heutigen Volksmedizin. So werden sie eingesetzt bei Blasen- und Nierensteinen, Magenbeschwerden, Frauenerkrankungen und als fiebersenkendes Mittel, gegen Geschwüre im Mund und äußerlich bei Skorpionsstichen.

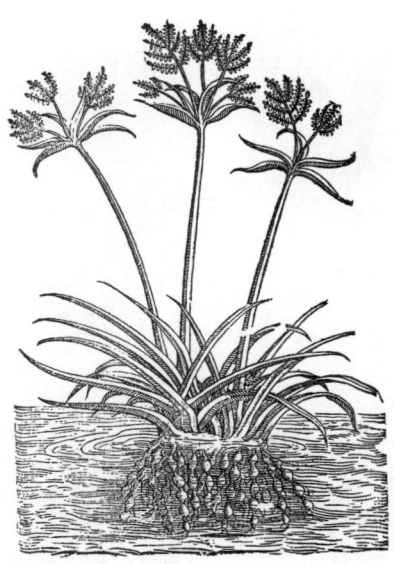

Abb. 30 *Nussgras (Cyperus rotundus L.)*

Von großer wirtschaftlicher Bedeutung war im Alten Ägypten ein drittes Zypergras, die Papyrusstaude (Cyperus papyrus L.), ägyptisch *Meḥit (mḥi.t)* und *Meneh (mnḥ)* (Abb. 31). Sie wuchs einst in dichten Beständen entlang des Nils. Aus dem Mark der bis zu 5 m hohen Stängel fertigte man den Schriftträger Papyrus, und die untersten Teile sowie die geschälten länglichen Rhizome wurden gegessen.

In der Heilkunde allerdings spielten Teile der Papyruspflanze nur eine ganz geringe Rolle.

Interessant ist aber die Verwendung von fertigen Papyrusblättern, weil wir hier wieder einmal feststellen können, über welche langen Zeiträume sich in Ägypten spezielle medizinische Anwendungen von Pflanzenprodukten gehalten haben. Gemäß einer Rezeptur soll ein Papyrusblatt verbrannt und die Asche dann als Diuretikum für ein Kind verwendet werden. Weiterhin sah man in gekochten Papyrusblätter zusammen mit einem Brei der bereits erwähnten Erdmandeln eine ideale

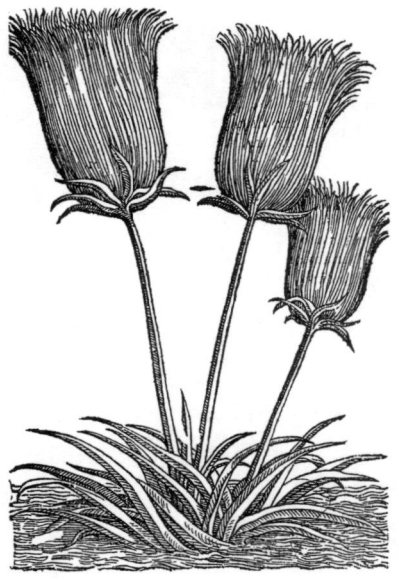

Abb. 31 *Papyrusstaude (Cyperus papyrus L.)*

Wundbehandlung bei Verbrennungen. Ausdrücklich wird erwähnt, dass für die Veraschung ein altes, also vermutlich ein
beschriebenes, für die zu kochende Rezeptur ein neues verwendet werden soll. Neben Asche des Papyrusstängels nennt
auch Diokurides die eines Papyrusblattes als Heilmittel:

>»Der zu Asche verbrannte Papyrus aber kann fressende Geschwüre
> im Mund und an jedem Teil aufhalten. Besser leistet dieses ein
> gebranntes Papyrusblatt.« *(I 115)*

Die koptische Rezepturen nennen als medizinisch verwendba-
ren Teil des Papyrus nur die Asche von Papyrusblättern, wobei, wie in den fast 2000 Jahre älteren ägyptischen Verordnungen sowohl ein neuer Papyrus genommen werden soll als
auch ein »hieratischer«, worunter man einen alten, beschrie-
benen zu verstehen hat. In der Folgezeit nahmen die Ärzte in
Ägypten dann nicht mehr die Asche eines Papyrusblattes, da

das Schreibmaterial jetzt aus Leinen hergestellt wurde. In der Medizin hielt sich aber die Verwendung der Asche von Papyrusstängeln zu Behandlung von Wunden und Geschwüren, wie es Alpin berichtet und auch heute noch in der Volksmedizin verbreitet ist. Da die Papyrusstaude in Ägypten zur Zeit des Alpin aber kaum noch wild wachsend anzutreffen war, mussten die Stängel oder bereits die fertige Asche aus dem Sudan eingeführt werden. Erst in neuerer Zeit gibt es in Ägypten wieder eine ganze Reihe von kultivierten Papyruspflanzen, um für die Touristen originale Papyrusblätter herzustellen.

Christdornfrüchte und Datteln versüßen die Heilmittelmischungen

Als Heilpflanzen kann man den Christdorn und die Dattel sicherlich nicht bezeichnen, auch wenn sie, besonders die Dattel, häufig in den altägyptischen medizinischen Rezepturen aufgeführt werden. Der Christdorn (Zizyphus spina christi [L.] Willd.), ägyptisch *Nebes* (*nbs*), ist ein bedornter Strauch oder kleiner Baum der Flora Ägyptens (Abb. 32). Seine Früchte sind als Nahrungsmittel bereits aus vordynastischer Zeit belegt. Sie sehen aus wie winzige gelb-rote Äpfel, ihr säuerliches Fruchtfleisch umhüllt aber nur einen einzigen Steinkern.

Spezielle pharmazeutische Eigenschaften der Früchte sind nicht bekannt, dennoch berichtet Alpin von ihrer vielseitigen Verwendung in der Heilkunde. Die Früchte oder ihr Aufguss wurden, wie auch heute noch, bei Magenbeschwerden verordnet und zur Behandlung von Fiebern. Ein Tee der Blätter soll bei Durchfall und Husten helfen und dient allgemein der Blutreinigung. Äußerlich sind die Blätter und Holzasche zur Behandlung von Wunden, Geschwüren und bei Schlangenbissen weiterhin in Ägypten in Gebrauch.

Vergleicht man nun die Nennung von Christdornprodukten in der altägyptischen Medizin mit denen der heutigen Volks-

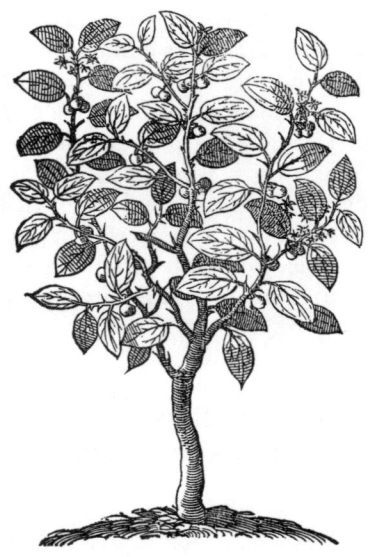

Abb. 32 *Christdorn (Zizyphus spina christi [L.] Willd.)*

medizin, so ist eine recht große Übereinstimmung zu erkennen. Zwar werden erstaunlicherweise die Früchte nicht innerlich verordnet, dafür aber ein aus den Früchten hergestelltes Brot. Es soll bei Bauchbeschwerden gegessen werden, ist aber auch Bestandteil von Umschlägen oder Einreibungen bei diversen Erkrankungen. Die Blätter des Christdorns fanden äußerlich bei der Behandlung von entzündeten Wunden sowie in Rektaleingüssen zum »Fortnehmen der Schmerzstoffe« Verwendung, und einmal werden sie als Bestandteil eines einzunehmenden Abführmittels genannt.

Sehr viel häufiger als Teile des Christdorns kommen diverse Produkte der Dattelpalme (Phoenix dactylifera L.), ägyptisch *Beneret* (*bnr.t*), in den medizinischen Texten vor (Abb. 33). Die Kultur der Dattelpalme, die nur essbare Früchte produziert, wenn durch den Menschen eine künstliche Bestäubung erfolgt, ist für Ägypten schon in vorgeschichtlicher Zeit belegt. Datteln, ägyptisch *Bener* (*bnr*), werden sowohl frisch wie ge-

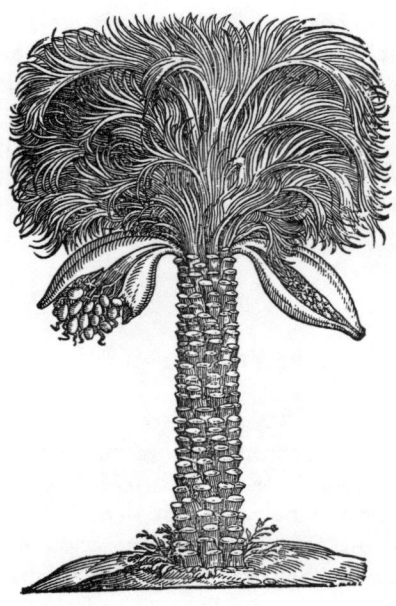

Abb. 33 *Dattelpalme (Phoenix dactylifera L.)*

trocknet und in verschiedenen Zerkleinerungsarten aufgeführt. Sie wirken leicht laxierend, und diese Reaktion war
wohl in den Rezepten zum Behandeln des Bauches erwünscht.
Ganz ähnlich werden jedoch auch die Dattelkerne benutzt,
die allerdings nicht abführen. Sie sind weiterhin Bestandteil
von Rezepturen gegen den *Hefat-* und *Pened*-Wurm. Ebenfalls genannt für gleiche Indikationen sind die grünen, unreifen Datteln, die in einem Text die treffende Bezeichnung »die
noch an ihrer Mutter sitzen« (*bnr tp mw.t-f*) tragen. Sie werden vor allem innerlich verordnet, und auch Alpin erwähnt die
häufige Nutzung von grünen Datteln in der Medizin.

Für Einreibungsmittel nahm der altägyptische Arzt gern
einen ganz speziellen Dattelsirup, *Beniu* (*bniw*), ein Produkt,
das anscheinend nur medizinischen Zwecken diente, denn es
findet sich nicht in den Wirtschaftstexten. Diesen Sirup, auch

in vergorenem Zustand, benutzte er gegen verschiedene Krankheitserscheinungen wie Schwellungen, Steifheit, »Blutfraß«, aber auch geschwollene Füße, Lahmheit und zum Erweichen des Knies. Ein anderes aus Datteln hergestelltes Produkt ist *Sermet* (*srm.t*), das als Getränk sehr beliebt war und sowohl innerlich wie äußerlich anzuwendenden Rezepturen beigemischt wurde.

Feigen – göttliche Früchte

Zwei Feigenarten wuchsen in pharaonischer Zeit in Ägypten, die Sykomorenfeige (Ficus sycomorus L.) und die Essfeige (Ficus carica L.) und beide wurden in der Medizin verwendet. Auch wenn die Sykomorenfeigen schon in vorgeschichtlicher Zeit eine der häufigsten vegetabilischen Grabbeigaben sind, ist es fraglich, ob der Baum überhaupt zur heimischen Flora des Niltales gehört, denn er bildet dort nur Früchte mit sterilen Samen aus. Das ergibt sich aus dem ganz speziellen Bestäubungsablauf der Sykomorenfeige, die nur mit Hilfe der Gallwespenart Ceratosolen arabicus erfolgen kann, die aber nicht in Ägypten heimisch ist. Hier wird ihr Platz von der Gallwespenart Sycophaga sycomori eingenommen. Die Wespen entwickeln sich zwar in der Feige, führen aber keine Bestäubung durch. Deshalb kann die Sykomorenfeige in Ägypten nur vegetativ durch Stecklinge vermehrt werden. Wild wachsend ist die Sykomore im Sudan und in weiter südlich gelegenen Gebieten anzutreffen und dort auch zusammen mit der Gallwespe Ceratosolen arabicus. Es gibt nun zwei Möglichkeiten, sich das Vorkommen der Sykomore bereits im vorgeschichtlichen Ägypten zu erklären. Die erste geht davon aus, dass der Mensch von Süden her den Baum durch Stecklinge nach Norden hin verbreitet hat. Die zweite besagt, dass sowohl die Sykomore als auch die sie bestäubende Gallwespe Ceratolsolen arabicus im Holozän in Ägypten vorkamen, durch Abkühlung des Klimas die Gallwespenart jedoch nach Süden verdrängt wurde, der Mensch dann als Verbreiter des Baumes einsprang und der Platz in der Sykomorenfrucht von der Gallwespenart Sycophaga sycomori übernommen wurde. Beide Hypothesen sind möglich.

Auf jeden Fall aber war die Sykomore, *Nehet* (*nh.t*), für die Ägypter wohl der wichtigste Baum überhaupt, den sie wegen der reichen Versorgung mit essbaren Früchten kultivierten, der ihnen Holz für die Möbel- und Sargtischlerei lieferte und, was ganz wichtig war, mit seiner großen Laubkrone den im Sommer so wichtigen, angenehmen Schatten spendete. So schrieb noch Frederik Norden, als er 1738 im Auftrag des dänischen Königs Ägypten bereiste, über die Sykomore:

»Diese Art Baum ist in Ägypten recht verbreitet. Ein großer Teil der Leute lebt von seinen Früchten und denken sich gut versorgt, wenn sie ein Stück Brot, eine Handvoll Sykomorenfeigen und ein Gefäß gefüllt mit Nilwasser haben.«[21]

Obwohl Nichtbotaniker, gibt Norden doch eine erstaunlich genaue Abbildung des Baumes und der Sykomorenfeigen (Abb. 34).

Diese Wertschätzung des Baumes ist auch in den altägyptischen religiösen Vorstellungen verankert. Zahlreiche Grabdarstellungen zeigen uns Sykomorengöttinnen, die dem Verstorbenen Nahrung und frisches Wasser spenden (Abb. 35). Die religiöse Bedeutung der Sykomore hielt sich in Ägypten bis in die christliche Zeit. So galt die in Matarija bei Kairo wachsende uralte Sykomore als heiliger Baum, weil sich dort Josef und Maria mit dem Jesuskind bei ihrem Aufenthalt in Ägypten vor ihren Verfolgern versteckt haben sollen, und die christlichen Pilger nahmen ein Stück Holz des Baumes als Reliquie mit in ihre Heimat.

Bereits auf den altägyptischen Darstellungen lässt sich eine botanische Besonderheit der Sykomore erkennen, dass nämlich die Früchte zusammen in kleinen Gruppen direkt am Stamm oder an den alten dicken Ästen wachsen. Geerntet werden können sie mehrmals im Jahr, sie schmecken allerdings etwas wässriger als die uns bekannte Essfeige. Um die

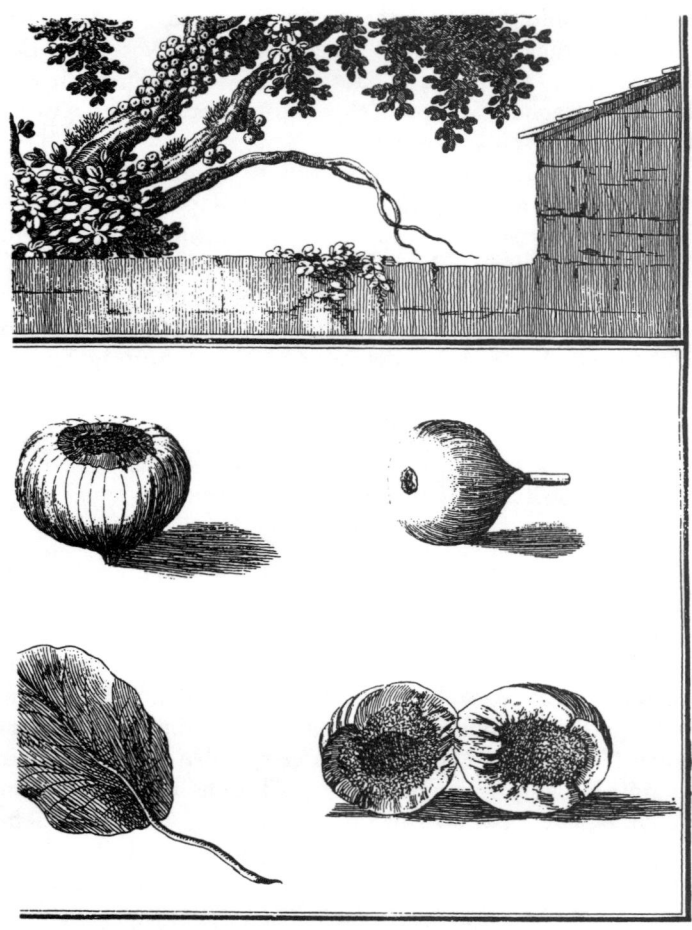

Abb. 34 *Die Sykomorenfeige in einer Abbildung von Frederik Norden*

Sykomoren schneller zur Reife zu bringen, bevor sich die in
ihnen abgelegten Gallwespeneier entwickeln können, werden
sie im unreifen Stadium mit einem Messer eingeritzt und dann
bald darauf geerntet.

In altägyptischen medizinischen Verordnungen treffen wir

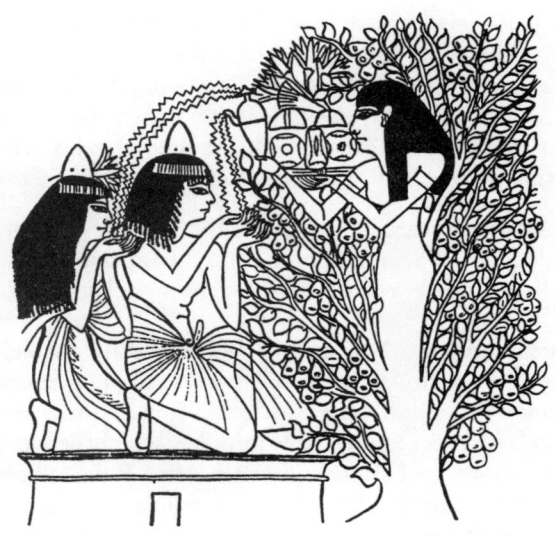

Abb. 35 *Eine Sykomorengöttin spendet einem verstorbenen Ehepaar Wasser und Nahrung*

sowohl die süßen geritzten als auch die ungeritzten Früchte recht häufig an. Innerlich verabreicht wirken sie leicht laxierend. In zahlreichen Rezepturen sind sie aber wohl gar nicht als Wirkdroge anzusehen. Das süßliche Fruchtfleisch diente sicherlich auch zum Überdecken und Einhüllen anderer, unangenehm schmeckender Komponenten der Rezepturen. Äußerlich angewandt nahmen die Ärzte die Sykomorenfeigen, aber auch die Blätter, zum Behandeln von Wunden, Knochenbrüchen und Geschwüren, wie es auch Alpin noch beobachtete, und nach seinen Angaben soll ein Umschlag der Früchte bei heißen und harten Geschwüren lindernd wirken.

Geschätzt wurde von den altägyptischen Ärzten aber auch der in allen Teilen der Sykomore vorkommende Milchsaft als gutes Mittel zur Behandlung von Verbrennungen, Schwellungen und offenen Wunden, wie etwa bei einem durch einen Schnitt fast abgetrennten Ohr:

»Das ist (auch) ein Behandeln des Ohres, wenn es (halb) abge-
spalten ist und in der Luft hängt, ohne dass es zu Boden fallen
kann. Dann sollst du ihm ein geknüpftes Netz von ʿ3.t-Leinen
machen, werde (das Ohr) damit (wie mit einem Beutel) um-
schlossen zusammen mit dem Milchsaft der Sykomore, bis dass es
(das Ohr) an seinem Blut (der Schnittstelle) haftet.« *(Eb 766)*

Auch Dioskurides verordnete den Milchsaft der Sykomore
zum Verkleben von Wunden, und in der heutigen ägyptischen
Volksmedizin finden wir ihn als Mittel zur Behandlung von
Ekzemen.
Einen ganz anderen Weg als die Sykomore nahm die Ess-
feige Dab *(d3b)* nach Ägypten. Wir wissen, dass sie zuerst im
Ostmittelmeerraum kultiviert wurde und später von dort nach
Ägypten gelangte. So fanden sich im vorgeschichtlichen Buto
im Nildelta Reste der Essfeige und vom Alten Reich an gibt es
in den Grabmalereien, die landwirtschaftliche Szenen zeigen,
auch die Darstellungen der Ernte von Essfeigen (Abb. 36). Der
sehr viel kleinere Feigenbaum ist deutlich an seinen gelappten
Blättern zu erkennen.
Feigen haben eine leicht abführende Wirkung und wir finden sie besonders häufig in einzunehmenden Rezepturen, die
sich im weitesten Sinne mit gesundheitlichen Problemen des
Bauches beschäftigen. Dort werden sie häufig auch mit anderen Früchten zusammen, wie den Sykomorenfeigen, Weintrauben oder den ebenfalls laxierend wirkenden Balanites-Früch-
ten, verordnet. Ein Rezept des Papyrus Ebers zeigt deutlich die
Vorstellung des altägyptischen Arztes, dass Krankheiten entstehen, wenn es im Verdauungstrakt zu Verstopfungen
kommt, die dann folglich durch Abführen behandelt werden
müssen. In diesem Fall ist der Magen nicht durchgängig, und
»die Packung Kot« muss herausgebracht werden.

»Wenn du einen Mann untersuchst mit einer Verstopfung seines
Magens; er erbricht sich sehr schmerzhaft, er leidet daran wie an
der sḥ.t-Krankheit. Dann sollst du sagen: Das ist eine Packung
von Kot, die sich noch nicht festgesetzt hat. Dann sollst du ihm
ein Trankmittel machen: Feigen 1/8 ro, Milch 1/16 ro, angeritzte

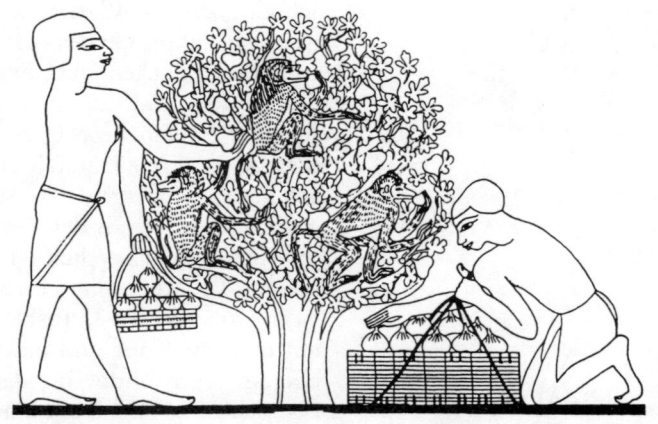

Sykomorenfrüchte 1/8 ro, werde nachts stehen gelassen in süßem Bier 10 ro, werde durchgepresst, werde sehr oft getrunken,
bis er schnell gesund wird.«   *(Eb 202)*

Lotus – die Symbolpflanze der Regeneration

Auf unzähligen Bildern und Objekten aus dem Alten Ägypten
tritt uns der weiße und blaue Lotus (Nymphaea lotus L. und
Nymphaea caerulea Savigny) entgegen. Hierbei handelt es sich
um zwei im Nil heimische Seerosen-Arten, die im Uferbereich
zahlreich vorkamen, von den Ägyptern aber auch in den Tei-
chen der Gärten kultiviert wurden. Erst sehr viel später, wahrscheinlich im 6. Jahrhundert v. Chr., als Ägypten von den
Persern erobert war, fand auch der Indische Lotus (Nelumbo
nucifera Gaertn.) am Nil Verbreitung.

Außer in der Farbe der Blüten unterschieden sich der blaue
und weiße Lotus auch in anderen Details. Die Blütenblätter
des weißen sind an der Spitze oval, die auf dem Wasser

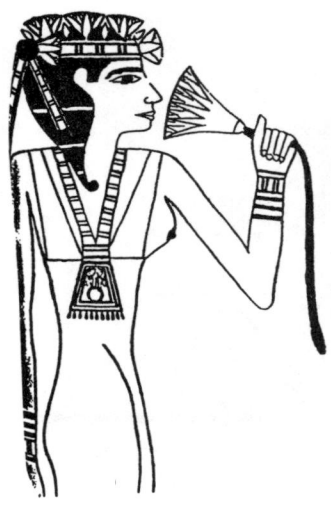

Abb. 37 *Tochter des Djehuti-hetep mit einem Kranz weißer Lotusblüten im Haar und einer Blüte des blauen Lotus in der Hand*

schwimmenden Blätter am Rande gezähnt, die des blauen Lotus hingegen spitz und die Blätter geradrandig. Die Ägypter haben diese Unterschiede in ihren Darstellungen genau wiedergegeben. So sieht man im Grab des Djehuti-hetep in el Bersheh eine seiner Töchter mit einem Kranz aus weißen Lotusblüten um den Kopf und einer blauen Lotusblüte in der Hand (Abb. 37).[22] Der blaue Lotus duftet sehr intensiv und außerdem hat er ein ganz besonderes Blühverhalten. Am frühen Morgen öffnen sich die Blüten und am Abend schließen sie sich wieder, genau dem Verhalten der Sonne entsprechend, die morgens aufgeht und abends untergeht. Diese Tatsache führte dazu, dass für den Ägypter diese Blüte zu einem Symbol der Regeneration des Menschen nach dem Tode wurde, da der Verstorbene in dem Boot des Sonnengottes Re morgens am Himmel erschien und abends in die Unterwelt einfuhr. Hinzu kam die regenerierende Kraft des ausgeprägten Duftes, so dass man in vielen Grabdarstellungen sieht, wie sich die Verstorbenen die Blüten an die Nase halten, um deren Duft einzuatmen. Speziell wurde der Lotus die Symbolpflanze des jugendlichen, morgendlichen Sonnengottes Nefertem, aus dessen Blüte er sich aus dem Urgewässer Nun erhebt (Abb. 38) und von dem es im Totenbuch heißt:

»Ich bin jene reine Lotusblüte, die hervorging aus dem Lichtglanz, die an der Nase des Sonnengottes Re ist.«

(Totenbuch Spruch 81 A)

Die Seerosen sind aber nicht nur schöne Blumen, sondern sie haben auch pharmazeutische Eigenschaften. In den Blüten und Rhizomen sind Alkaloide, die eine beruhigende Wirkung auf das Zentralnervensystem ausüben, sie wirken daneben aber auch hemmend auf die Liebeslust des Mannes, wie es schon Plinius und Dioskurides berichten, außerdem hilft das Pulver des Rhizoms bei Magenschmerzen. Alpin beschreibt, dass Lotus-Rhizome und -Samen von ägyptischen

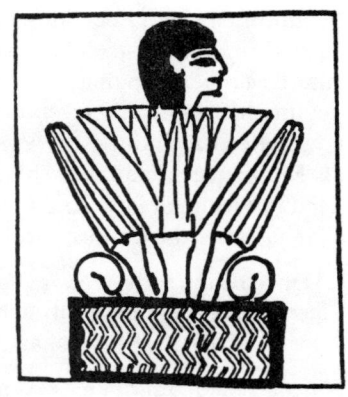

Abb. 38 *Der Gott Nefertem erhebt sich aus einer Lotusblüte*

christlichen Mönchen verzehrt wurden, damit diese das Zölibat besser aushalten konnten, außerdem verwendete man die Wurzelknollen als Schlafmittel und ein Pulver der Blätter bei Entzündungen.

Da nun die Seerosen sowohl eine hohen magischen Wert als Symbol der Regeneration als auch tatsächliche pharmazeutische Eigenschaften hatten, sollte man erwarten, sie als häufig verordnetes Heilmittel in den medizinischen Texten anzutreffen, doch dies ist nicht der Fall. Nur in einer einzigen Rezeptur findet sich die Blüte des Lotus, ägyptisch *Seschen* (*sšn*), ob des blauen oder weißen, lässt sich nicht sagen, äußerlich angewandt bei Kopfschmerzen:

»Ein anderes (Heilmittel) für das Gesundmachen des Kopfes, wenn er schmerzt: Kreuzkümmel 1, gsfn 1, Früchte der tntm-Pflanze 1, Myrrhe 1, Behenöl 1, Wacholderbeeren 1, Lotusblüten 1, werde zerrieben, werde an den Kopf gegeben.« *(Eb 258)*

Diese Rezeptur besteht aus aromatisch riechenden Substanzen, die, vielleicht ähnlich wie man früher Riechsalz benutzt hat, bei Kopfschmerzen helfen sollte.

Das Rhizom der Lotuspflanze wird in einem Heilmittel zur

Behandlung der Leber aufgeführt, ansonsten gegen die von einer Dämonin verursachte Verstopfung und in einer Rezeptur zum Beseitigen von magischem Giftsamen im Bauch. Auch bei der medizinischen Verwendung des Blattes steht eine mehr magische Anwendung im Vordergrund. Nur einmal wird es als Mittel gegen Hautausschlag genannt, sonst zur Beseitigung der Einwirkung eines Toten und in einer Mixtur, die bei einer »Verhassten« dazu führen soll, dass ihr die Haare ausgehen:

»Ein anderes (Mittel) für das Veranlassen, dass die Haare ausgehen. Lotusblatt, werde zu Asche erhitzt, werde gegeben in Öl, werde an den Kopf der Verhassten gegeben.«   *(Eb 475)*

Aus den medizinischen Texten lässt sich nicht erkennen, dass die ägyptischen Ärzte die beruhigende und antiaphrodisierende Wirkung des Lotus in der Heilkunde eingesetzt hätten.

Myrrhe, Weihrauch und Terebinthenharz – Lebenshauch für die Götter

»Beladen sind die Schiffe hoch mit den Schätzen des Landes Punt, mit Bergen von Myrrheharz, mit grünen Myrrhebäumen, mit Ebenholz und reinem Elfenbein, mit Gold vom Lande Amu, mit wohlriechenden Hölzern, Weihrauch, Augenschminke, mit Pavianen, Meerkatzen und Windhunden, mit Leopardenfellen, mit Sklaven und ihren Kindern – niemals ist etwas Gleiches irgendeinem König gebracht worden.«[23]

Mit diesen Worten wird das Ergebnis der berühmten Punt-Expedition der Königin Hatschepsut in ihrem Totentempel von Deir el Bahari beschrieben. Besonders die Räucherharze waren für die Ägypter wichtig, denn sie wurden in riesigen Mengen gebraucht, um täglich in den Tempeln des ganzen Landes die Räucherrituale vor den Götterstatuen durchzuführen. Dazu trat der König, oder in seiner Vertretung der Priester, vor den Götterschrein, öffnete die Türen und hielt einen

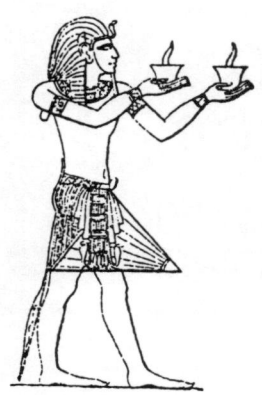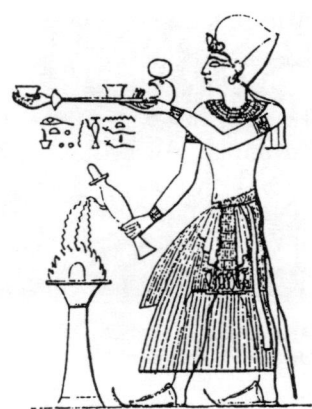

Abb. 39 *König mit Räuchergefäßen und Räucherarm*

Räucherarm mit brennender Holzkohle vor die Statue. Langsam warf er ein Harzkügelchen nach dem anderen in das Feuer, der Duft stieg auf und belebte und erfreute jeden Morgen aufs Neue die Gottheit. Daneben waren auch kleine, schalenförmige Räuchergefäße in Gebrauch, aus denen die Flamme emporzüngelten (Abb. 39).

Um für diese Rituale die benötigten Harze zu beschaffen, wurden schon in der Pyramidenzeit Expeditionen nach Süden entsandt, um *Antiu* (*'ntiw*) und *Senetscher* (*sntr*) zu holen. Das Besondere der Puntexpedition von Königin Hatschepsut war es aber nun, dass man lebende *Antiu*-Bäume, die Wurzelballen in Körben verpackt, mitbrachte (Abb. 40). Sie sollten in den Tempelgärten angepflanzt werden, um so im eigenen Land *Antiu*-Harz ernten zu können. Etwas später gehörten dann die lebenden *Antiu*-Bäume auch zu den Tributen, die von den Nubiern an den ägyptischen Hof zu liefern waren, wie wir es im Grab des Puiemre aus der Zeit Tuthmosis' III. dargestellt finden (Abb. 41).

Nach wie vor ist umstritten, welche Baumarten diese beiden Räucherharze *Antiu* und *Senetscher* lieferten, ein Problem, das sich auch heute nicht lösen lässt.

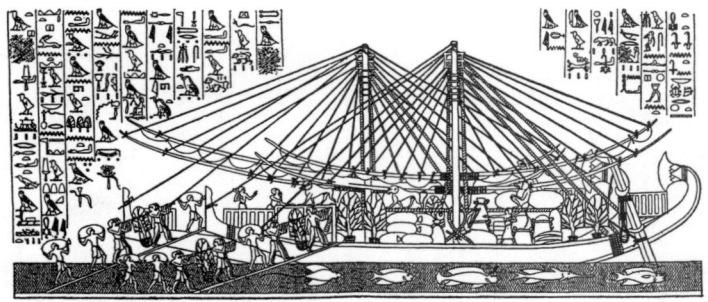

Abb. 40 *Beladen der Schiffe in Punt mit* Antiu-*Bäumen, Darstellung im Totentempel der Königin Hatschepsut in Deir el Bahari*

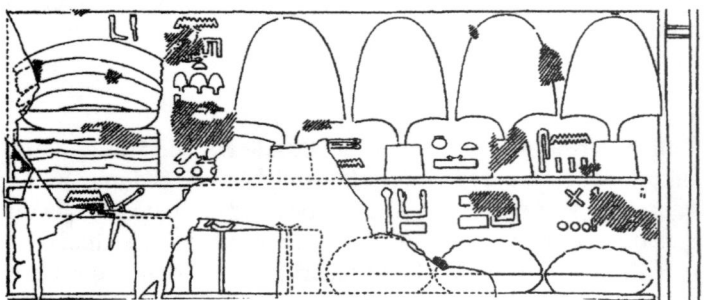

Abb. 41 Antiu-*Bäume in Töpfen unter den Tributen Nubiens im Grab des Puiemre*

Üblicherweise wird *Antiu* mit Myrrhe übersetzt, dem Gummiharz verschiedener Commiphora-Arten. Diese sind Sträucher oder kleinen Bäume aus der Familie der Balsambaumgewächse (Burseraceae), die im südlichen Ägypten, dem Sudan, Äthiopien, Somalia und dem Süden der Arabischen Halbinsel wachsen. Für das Alte Ägypten werden vor allem die Arten Commiphora abyssinica, C. molmol und C. schimperi wichtig gewesen sein sowie C. opobalsamum, der Mekkabalsamstrauch (Abb. 42), von dem einige Samen in einem leider nicht datierten Grab in Theben gefunden wurden.

Vom Mekkabalsamstrauch wissen wir, dass in späteren Zeiten des Öfteren Versuche unternommen wurden, ihn in Ägyp-

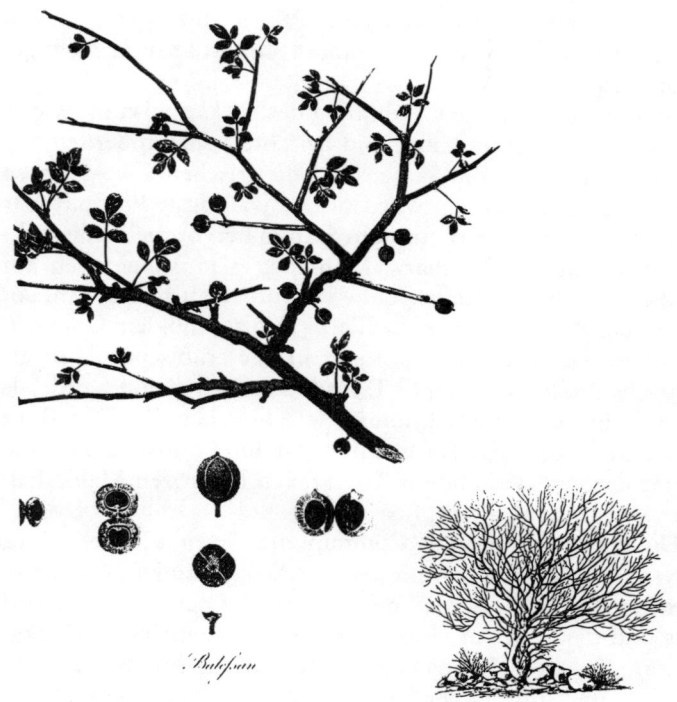

Abb. 42 *Mekkabalsamstrauch (Commiphora opobalsamum Engl.)*

ten anzupflanzen. Im Garten von Matarija, wo die den Christen heilige Sykomore stand, versuchte man in arabischer Zeit Balsambäume zu kultivieren. Pierre Belon sah 1547 dort noch zehn Exemplare. Doch diese vertrockneten. Nach Prosper Alpin ließ dann 1575 der fromme Eunuch Messinor dort vierzig neue Balsambäume anpflanzen. Aber auch sie gediehen nur kurze Zeit, denn zehn Jahre später fand Prosper Alpin keine mehr davon vor. Bruce kam 1798 in diesen Garten und suchte vergeblich nach Balsambäumen, aber einige alte Leute sollen sich noch erinnert haben, dass sie dort einst wuchsen. Allgemein kann man wohl sagen, dass immer wieder versucht wurde, einige Commiphora-Arten nach Ägypten zu verpflanzen. Dort gediehen sie unter guter Pflege einige Jahre, gingen dann aber doch ein, weil der Standort für ihre Kultur nicht geeignet war.

Bruce[24] beschieb die Gewinnung des Mekkabalsams, wie er sie selbst beobachtet hatte, und berichtet, dass außerdem sowohl die Früchte, die Samen und die frischen Zweigspitzen pharmazeutisch genutzt wurden. Das wichtigste Produkt war aber das bei Anschnitt aus dem Stamm hervorquellende, hellgelbe, flüssige Gummiharz. Man fing es in Tongefäßen auf und es blieb, wenn gut verschlossen aufbewahrt, über Jahre in flüssigem Zustand, wobei die Farbe sich zu dunklem Goldgelb vertiefte. Der Mekkabalsam galt in der arabischen Welt als gutes Heilmittel bei Magen-Darmbeschwerden und wurde als hervorragendes Desinfektionsmittel angesehen. Die Einnahme sollte außerdem die Ansteckung mit Infektionskrankheiten, sogar der Pest, verhindern. Die Frauen benutzten Mekkabalsam vor allem als Hautpflegemittel.

Die Harze der anderen Commiphora-Arten, die rot-braune Myrrhe, werden in Form fester Brocken gehandelt. Um sie zu gewinnen, schneidet man den Stamm tief ein, das Harz tritt aus und trocknet am Holz. Es besteht, wie auch der Mekkabalsam, bis zu 60 % aus Gummisubstanzen, des Weiteren aus Harzen und ätherischen Ölen, und wirkt eingenommen vor allem schleimlösend bei Husten und äußerlich desinfizierend.

Das Wort *Senetscher* (*sntr*) bezeichnete ursprünglich wohl vor allem das Weihrauchharz, das bei mehreren Boswellia-Arten nach Anritzen des Stammes und der dicken Zweige in Form gelber Tränen aus der Schnittstelle hervorquillt. Die kleinen Bäume gehören wie die Myrrhebäume zur Familie der Balsambaumgewächse. Als Lieferanten des Weihrauchs kommen in pharaonischer Zeit vor allem die Arten Boswellia papyrifera, B. carteri, B. frereana, B. bhaudajiana und B. sacra in Frage, die im Sudan, Äthiopien, Somalia und der südöstlichen Küstenregion der Arabischen Halbinsel vorkommen. Es ist aber auch möglich, dass im Alten Reich noch Boswellia-Arten im Süden Ägyptens wuchsen und der Raubbau die Grenze ihres Vorkommens immer weiter nach Süden verschob. Über

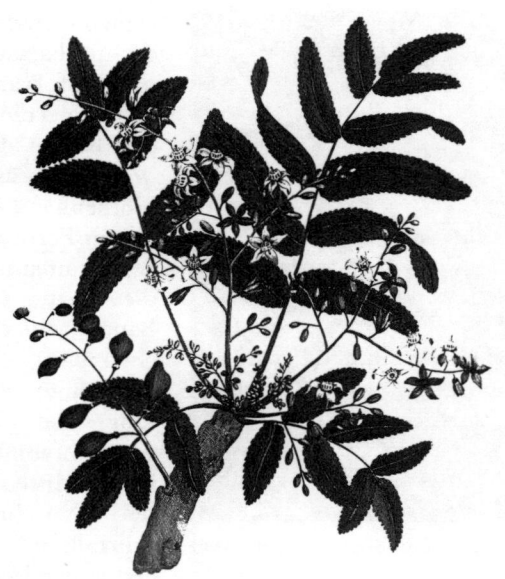

Abb. 43 *Weihrauchstrauch (Boswellia papyrifera [Del.] Hochst.)*

die Weihrauchgewinnung von B. papyrifera in Abessinien berichtet noch Bruce,[25] der auch einen blühenden Zweig zeichnete (Abb. 43).

Studien der letzten Jahre haben für den Weihrauch, der wie die Myrrhe ein Gummiharz ist, eine antibakterielle, antirheumatische und entzündungshemmende Wirkung nachgewiesen. Diese beruht auf den im Harz enthaltenen Boswelliasäuren, deren Wirkmechanismus aber noch nicht im Einzelnen geklärt ist. Besonders im Bereich der ayurvedischen Medizin kommt Weihrauch heute als Mittel wieder stärker zum Einsatz. Eingenommen wirkt er leicht laxierend.

Altägyptische Textbelege weisen aber auch auf einen großen Import von *Senetscher* aus Palästina hin, vor allem im Neuen Reich, dort wachsen allerdings keine Boswellia-Arten. Deshalb vermutet man, dass hier das dem Weihrauch sehr ähnlich sehende Terebinthenharz der Pistacia terebinthus L. (Abb. 44)

99

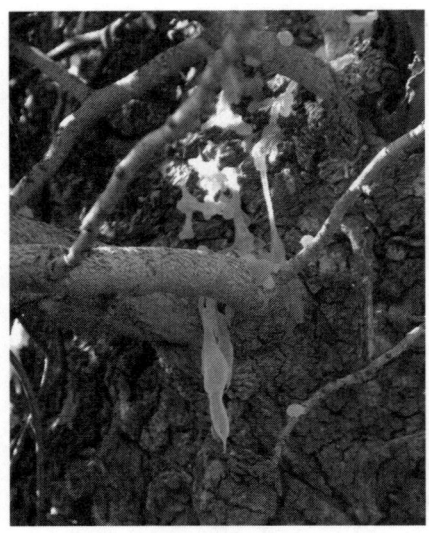

Abb. 44 *Am Baum ausfließendes Terebinthenharz*

gemeint ist, ein Baum, der in Palästina heimisch ist. Wahrscheinlich haben die Ägypter die beiden Produkte Weihrauch und Terebinthenharz, die sie ja nur in Form des Harzes kannten und nicht die dazu gehörigen Bäume, mit dem gleichen Wort *Senetscher* bezeichnet. Die umfangreiche Nutzung von Terebinthenharz in der Mitte des zweiten vorchristlichen Jahrtausends wurde erst in den letzten Jahren durch archäologische Funde deutlich. So fanden sich auf einem vor der türkischen Küste im 14. Jahrhundert v. Chr. gesunkenen Handelsschiff mehr als eine Tonne Terebinthenharz, verpackt in Amphoren. Des Weiteren identifizierte man in Räuchergefäßen aus Amarna Reste von Terebinthenharz.

Im Gegensatz zu Weihrauch und Myrrhe ist Terebinthenharz jedoch kein Gummiharz, sondern es enthält vor allem triterpenoide Harzsäuren und ist wasserunlöslich. Es wirkt eingenommen verdauungsfördernd, leicht diuretisch und äußerlich angewandt entzündungshemmend.

Wir können also davon ausgehen, dass zum einen in den zahllosen Zeremonien in den ägyptischen Tempeln große Mengen von Myrrhe, Weihrauch und Terebinthenharz verräuchert wurden. Des Weiteren aber gehörten *Antiu* und *Senetscher* auch in der Medizin zu den besonders häufig verordneten Pflanzenprodukten. Dies ist eigentlich selbstverständlich, denn ein Räucherharz, das die Götter belebt, muss natürlich auch kranken Menschen helfen.

Erstaunlicherweise werden in den medizinischen Texten beide Produkte nur ganz selten als Räuchermittel eingesetzt. Da aber bei jeder ärztlichen Tätigkeit vermutlich auch eine magisch-religiöse Zeremonie vollzogen wurde, gehörte dazu sicherlich auch das Räuchern, und es musste nicht in den Rezepturen eigens erwähnt werden. Noch in der Abbildung medizinischer Instrumente an einer Wand des Tempels von Kom Ombo aus römischer Zeit ist ein typischer ägyptischer Räucherarm dargestellt, der also bis in diese Epoche in der Heilkunde in Gebrauch war.

Aus den Ritualtexten lässt sich nicht erkennen, ob es für *Antiu* und *Senetscher* unterschiedliche Verwendungszwecke gab, hier scheinen beide Produkte eher austauschbar gewesen zu sein. Anders sieht es in der Medizin aus. *Senetscher* wird mehr als doppelt so häufig wie *Antiu* genannt und *Antiu* erscheint kaum in Verordnungen zu einer inneren Anwendung. Auffallend ist weiterhin die häufige Nennung von *Senetscher* in Rezepturen zur Behandlung des Bauches, aus der wir eine leicht laxierende Wirkung ableiten können. Die äußerliche Nutzung beider Produkte hingegen ist hinsichtlich der Indikationen recht ähnlich, wie aus der tabellarischen Übersicht recht gut zu erkennen ist.

Medizinische Verwendung von *Antiu*

Innerlich: 3 Rezepturen
Behandlung von Verstopfung, Hautausschlag und Schnupfen
Äußerlich: 71 Rezepturen
Behandlung der Gefäße, Hautausschlag, Wunden, Geschwüre, Verbrennungen, Schlangenbisse, Erweichen von Steifheit, Schnupfen, Augenerkrankungen
Rektaleinguss: 4 Rezepturen
Behandlung des Afters
Räuchermittel: 3 Rezepturen
Behandlung von Schlangenbissen, Verstopfung des Blutes im Uterus, Verbesserung des Geruches im Haus und der Kleider

Medizinische Verwendung von *Senetscher*

> *Innerlich:* 46 Rezepturen
> Die Hälfte der Rezepte dienen der Behandlung des Bau-
> ches, der Rest verteilt sich auf diverse Erkrankungen
> *Äußerlich:* 115 Rezepturen
> Behandlung der Gefäße, Steifheit, Wunden, Geschwüre,
> Verbrennungen, Augenerkrankungen, Zahnerkrankun-
> gen, Körpergeruch
> *Rektaleinguss oder -zäpfchen:* 6 Rezepturen
> Behandlung des Afters
> *Vaginaleinguss oder -zäpfchen*
> Behandlung diverser Erkrankungen
> *Räuchermittel:* 6 Rezepturen
> Behandlung von Frauenkrankheiten, Verbessern des Ge-
> ruches im Haus und der Kleider

Pflanzenöle – Garanten ewiger Schönheit

Auf der Rückseite des Papyrus Smith, dessen Vorderseite sich
ausschließlich mit der Behandlung schwerer Verletzungen beschäftigt, sind drei Schönheitsrezepturen aufgezeichnet. Sie
tragen die bezeichnenden Überschriften »Heilmittel für das
Umwenden der Haut«, »Für die Verschönerung des Gesichtes«
und »Anfang von der Buchrolle für das Verwandeln eines
Alten in einen Jugendlichen«. Die beiden ersten würden wir
heute als Gesichtsmasken bezeichnen, bestehend aus Honig
und Mineralien. Ganz ähnliche Rezepturen finden sich auch
im Papyrus Ebers und Papyrus Hearst. Das dritte Rezept ist
jedoch eine sehr ausführliche Anweisung der komplizierten
Prozedur, aus Samen ein kosmetisches Öl zu gewinnen.

150 Liter Früchte sollen zerkleinert, getrocknet, gedroschen
und geworfelt werden. Sowohl Spreu wie Samen hat man
dann mit Wasser aufzusetzen, zu erhitzen und bis zu einer trockenen Masse einzudampfen. Der nächste Arbeitsschritt ist das

Auswaschen, bis alle Bitterstoffe entfernt sind, es folgt dann wieder ein Trocknen, Zermahlen und Aufkochen mit Wasser, bis sich an der Oberfläche das Öl absetzt. Zum Schluss wird noch die Wirkung des Öles auf die Haut gepriesen:

»Wenn man den Körper damit abreibt, kommt eine Verschönerung der Haut dabei heraus und eine Beseitigung der Hautflecken, jeder Art von Hautunreinheiten, jeder Art von Alterserscheinungen, jeder Art von Hautentzündungen, die am Körper sind. Vorzüglich, unzählige Male (erprobt).« *(Sm Rs. 21,9–22,10)*

Zu gerne würden wir natürlich wissen, um welches Pflanzenöl es sich bei diesem Wundermittel gehandelt hat. Der ägyptische Name ist *Hemait* (*ḥm3i.t*) und als Deutung wurde sowohl der Bockshornklee (Trigonella foenum graecum L.) als auch die bittere Mandel (Prunus amygdalus Stock.) vorgeschlagen, denn beide Pflanzen haben ölhaltige Samen mit einem hohen Anteil an Bitterstoffen. Eine sichere Identifizierung von *Hemait* ist allerdings bis jetzt noch nicht möglich.

Öle sind ebenfalls die Grundlage zahlreicher Salbmittel, die ein Ergrauen oder Ausfallen der Haare verhindern sollen. Wie auch heute noch finden sich gerade in diesem Anwendungsbereich zahlreiche obskure Produkte. Dies sind zum Teil Sympathiemittel aus dem Tierreich wie Blut eines schwarzen Kalbes oder schwarzen Rindes, mit Öl einzureiben.

Um Falten im Gesicht zu beseitigen, verordnet ein Rezept des Papyrus Ebers eine Gesichtsmaske aus Harz, Wachs, und Behenöl in Pflanzenschleim.

Behenöl, ägyptisch *Bak* (*b3ḵ*), gewonnen aus den Samen des Benbaumes Moringa peregrina Fiori, war das in der altägyptischen Medizin am häufigsten verwendete Pflanzenöl. Es diente vor allem als Grundlage für Einreibungen und Einläufe. Bei den Einreibungen war ein Anwendungsschwerpunkt die Behandlung von Hauterkrankungen und Wunden.

Heute ist der Benbaum nur noch sehr selten in Ägypten anzutreffen. Er wächst auf felsigem Untergrund in der arabischen Wüste, an der Rote-Meer-Küste und auf dem Sinai. Vermutlich war er in pharaonischer Zeit viel verbreiteter. Weiterhin ist er im palästinensischen und syrischen Raum vertreten,

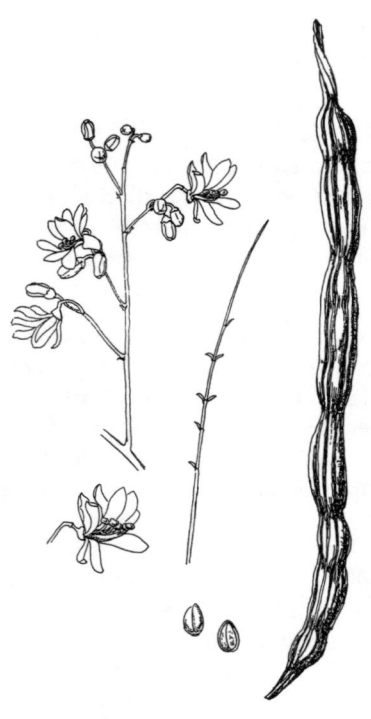

Abb. 45 *Blüten, Frucht und Samen des Ben-baumes (Moringa peregrina Fiori)*

von wo aus im Neuen Reich große Mengen des fertigen Behenöles von den Ägyptern importiert wurde. Unter den Grab-beigaben finden sich die Samen allerdings fast gar nicht, man gab den Ver-storbenen lieber gleich das fertige Öl mit auf den Weg ins Jenseits.

Der Benbaum erreicht in Ägypten eine Höhe von etwa 10 – 15 m und ist die meiste Zeit des Jahres blattlos. Seine Früchte, bis 20 cm lange Hülsen, ent-halten die dreikantigen Samen, die Behennüsse, die sowohl gegessen als auch zur Ölgewinnung ge-nutzt werden (Abb. 45). Das Öl gehört zu den nicht trocknenden Pflan-zenölen mit einem hohen Anteil an ungesättigten Fettsäuren. Spezielle phar-mazeutische Eigenschaften sind nicht bekannt.

Da es fast geruchlos ist, eignet sich Behenöl gut zur Herstel-lung von duftenden Salbölen. Das Verfahren der Extraktion aromatischer ätherischer Öle durch Destillation war in phara-onischer Zeit noch nicht bekannt, und so stellten die Ägypter Parfüms durch das Einlegen duftender Pflanzenprodukte wie Blüten, Blätter, Rhizome oder Holz in ein geruchsneutrales Öl her. Die Geruchstoffe gingen dann im Laufe der Zeit in das Öl über, man presste das Ganze aus, und das Öl konnte dann als duftendes Salböl in der Kosmetik genutzt werden (Abb. 46).

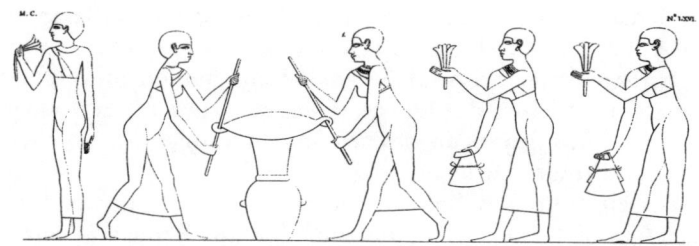

Abb. 46 *Salbölherstellung mit duftenden Blüten*

Noch heute wird in der arabischen Welt das Behenöl als gutes Hautpflegemittel angesehen. Als weiteres Öl zur Behandlung von Hauterkrankungen nahmen die Ägypter Rizinusöl. Es wird in dem einzigen uns erhaltenen Text, der sich ausschließlich mit der medizinischen Verwendbarkeit einer einzelnen Pflanze befasst, nämliches des Rizinus, erwähnt. Die medizinische Nutzung der Rizinussamen als Abführ- und Brechmittel wurde schon erwähnt. Das Öl, das die Ärzte allerdings zu diesem Zweck nicht verordneten, war für die Ägypter leicht zu beschaffen, da der Baum entlang des Nils weit verbreitet war, als Kulturpflanze und verwildert. Das Öl diente als Lampenöl zu Beleuchtungszwecken und zum Salben der Haut. In der Abhandlung über die Rizinuspflanze im Papyrus Ebers wird das Öl als Heilmittel bei einer Hautkrankheit mit dem Namen *Uhau* (wḥ3.w) angepriesen, deren einzeln genannte Symptome wir allerdings nicht übersetzen können:

»Auch wird ihr Öl aus ihrem Samen gemacht, um einen (Mann) zu salben, der Hautausschlag (wḥ3.w) hat mit iṯṯ.t- und ḥw3.w-Erscheinungen, indem es schlimm ist. Es kommen die rỉwm.w-Erscheinungen zum Stillstand wie (bei einem, gegen den nicht irgendetwas geschehen ist. Er werde aber behandelt durch Salben wie bei (der Kur der) zehn Tage beim Salben früh am Morgen, um sie zu beseitigen. Wirklich vorzüglich, unzählige Male (erprobt).«   *(Eb 251)*

Außerhalb der Heilkunde nutzten die Ägypter noch eine Reihe

anderer Öle, die aus den Samen des Balanosbaumes (Balanites aegyptiaca [L.] Del.), Lein (Linum usitatissimum L.), Saflor (Carthamus tinctorius L.), Sesam (Sesamum indicum L.), und dem Fruchtfleisch der Oliven (Olea europaea L.) gewonnen wurden. Aus den medizinischen Texten können wir sie allerdings nicht identifizieren.

Für einen großen Teil der Einreibemittel, die ja einer fettigen Grundlage bedürfen, und auch für eine Reihe von einzunehmenden Drogengemischen haben die altägyptischen Ärzte tierische Fette verarbeitet, bevorzugt Gänse- und Nilpferdfett.

Augenschminkmittel –
Magie und Heilmittel in einem

»Was der Maler Pai zu seinem Sohne, dem Maler Prahotep sagt: Wende dich nicht ab von mir; mir geht es nicht gut. Höre nicht auf, um mich zu weinen, denn ich bin im Dunkeln. Mein Herr Amun hat sich von mir abgewandt. Bringe mir doch etwas Honig für meine Augen und weiter Fett, das frisch ist, und echte schwarze Augenschminke. Tue es doch ja, tue es doch. Bin ich denn nicht dein Vater? Ich bin doch elend. Will ich meine Augen haben, so sind sie nicht da.«[26]

Dieser ergreifende Brief ist auf einem Kalksteinbruchstück, einem Ostrakon, erhalten geblieben.

Dem Schicksal, von Augenkrankheiten getroffen zu werden und als Folge davon zu erblinden, traf sicherlich im Alten Ägypten eine ganze Reihe von Menschen. Auf den Wandmalereien in den Gräbern sehen wir des Öfteren Blinde, die anscheinend häufig als Musikanten arbeiteten. Noch im vorigen Jahrhundert war die durch Bakterien hervorgerufene Augenentzündung Trachom im Niltal so verbreitet, dass sie auch die »Ägyptische Augenkrankheit« genannt wurde. Die Bedeutung, die Augenkrankheiten im Alten Ägypten gehabt haben, spiegelt sich auch im Papyrus Ebers wieder. Dort befindet sich eine aus 100 Rezepturen bestehende zusammenhängende Auflistung gegen Augenerkrankungen, die mit den Worten beginnt:

»Anfang von der Sammelhandschrift der Augen«.   (Eb 336)

Hier haben wir es eindeutig mit der Abschrift eines medizinischen Papyrus zu tun, der sich ausschließlich mit Augenkrankheiten befasst und dann später in den Papyrus Ebers integriert wurde.

Wie eingangs erwähnt, gab es im Alten Ägypten eine ganze Reihe von Ärzten, die sich auf die Behandlung der Augen spezialisiert hatten und dies durch den besonderen Titel »Augenarzt« zum Ausdruck brachten. Sie wussten, dass in vielen Fällen Erblindung die Folge einer Entzündung der Augen war. Daneben war man überzeugt, dass die Ursache für Blindheit in einigen Fällen auch die Strafe eines Gottes für moralisches Fehlverhalten sein konnte. So schrieb ein Mann, der falsch geschworen hatte, auf eine Stele:

»Ich war einer, der falsch schwur bei Ptah, dem Herrn der Maat, und er ließ mich dafür Finsternis sehen am Tage.«[27]

Das Auge spielte in der altägyptischen Mythologie und den religiösen Vorstellungen eine wichtige Rolle. In seiner stilisierten Form, dem Udjat- oder Horusauge, war es das verbreitetste Schutzamulett überhaupt (Abb. 47). Die Deutung von Sonne und Mond als »Auge eines Gottes« führten zu einem Kreis von Mythen, die unter dem Begriff »Augensagen« zusammengefasst werden. Im täglichen Tempelritual war das Schminken der Augen der Götterstatue eine wichtige Handlung, und spezielle Schminkpaletten aus schwarzem Stein, auf denen die Augenschminke zerrieben wurden, dienten besonders in der Frühzeit als beliebte Weihgeschenke an die Götter.

Nur unter Kenntnis der religiösen Bedeutung des Augenschminkens sind die Anweisungen zur medizinischen Behandlung erkrankter Augen verständlich. Die verordneten Mixturen bestanden meist aus Honig, dem farbige Mineralien zugesetzt wurden. Sehr oft nahm man schwarze Augen-

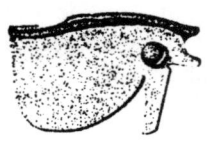 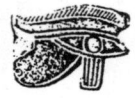 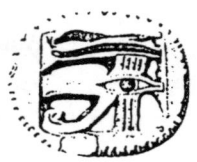

Abb. 47 *Udjat-Augen-Amulette*

schminke (Bleiglanz), wie es auch in dem zitierten Brief des er-
blindeten Vaters an seinen Sohn steht, der um diese Produkte
bittet. Daneben kamen auch grüne Augenschminke (Mala-
chit), blauer Lapislazuli, roter Ocker oder schwarzer Feuer-
stein zur Anwendung. Als magisches i-Tüpfelchen kam dann
noch ein Räucherharz wie Weihrauch, Myrrhe oder Terebinthenharz hinzu sowie etwas ganz Exotisches wie Kot des Peli-
kans, Kot einer Eidechse oder Galle einer Schildkröte.

An Stelle der am häufigsten verwendeten schwarzen Augenschminke konnten auch andere schwarze Produkte verwendet
werden, so in einigen Fällen Kügelchen des kostbaren schwarzen afrikanischen Ebenholzes (Dalbergia melanoxylon L.).
Dieses führten die Ägypter schon von der Frühzeit an aus dem
Gebiet des heutigen Sudan ein. Bei der Darstellung der Tribut-
lieferungen in den Gräbern sehen wir Nubier, die neben Strau-
ßeneiern und -federn, Elfenbein, Tierfellen, lebenden Affen und
Geparden auch große Ebenholzkloben anliefern (Abb. 48).
Ebenholz *Hebeni* (*hbni*) und Elfenbein wurden gerne zusammen zu kunstvollen Kleinmöbeln verarbeitet. Nur aufgrund
seiner schwarzen Farbe und seiner Kostbarkeit erscheinen
Ebenholzkügelchen dann auch in den Mixturen gegen Augenerkrankungen, nicht aufgrund irgendwelcher speziellen pharmazeutischen Eigenschaften.

Interessanterweise hat die Augenheilkunde der Antike dann
diese Verwendung übernommen, obwohl der religiöse Hintergrund nicht mehr gegeben war. Sowohl Plinius als auch Dioskurides erwähnen Sägespäne des afrikanischen Ebenholzes als
gutes Mittel zu Behandlung von Augenkrankheiten.

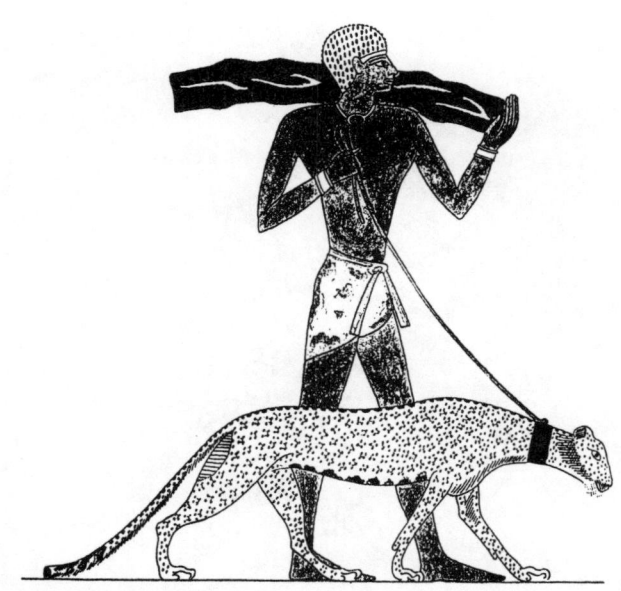

Abb. 48 *Ein Nubier bringt Ebenholz und einen Geparden als Tribut*

Heute wissen wir, dass Honig, der vom altägyptischen Arzt als zähflüssige Grundlage seiner Augenmittel genommen wurde, eine gute antibakterielle Wirkung hat, und so werden diese Salben, man kann fast sagen trotz der magischen Bestandteile, bei entzündeten Augen in vielen Fällen geholfen haben.

Henna – Schönheitsmittel und wirkungsvolles Wunddesinfektans

In der heutigen arabischen Welt spielt die Hennapflanze (Lawsonia inermis L.) eine große Rolle. Aus den zermahlenen Blättern des Strauches (Abb. 49) wird ein rötliches Färbemittel für Haare und Haut hergestellt und eine Paste, die sich zum Be-

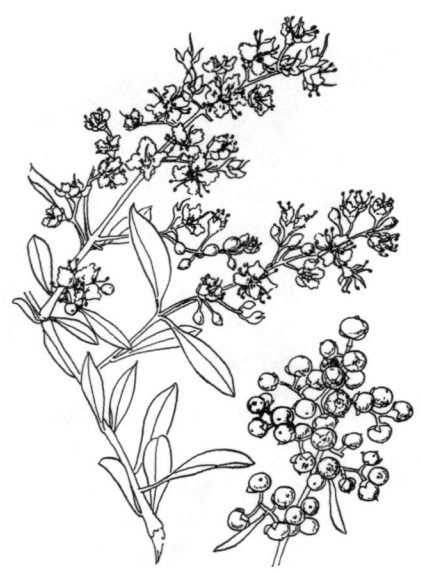

Abb. 49 *Hennazweige mit Blüten und Früchten (Lawsonia inermis L.)*

malen der Hände und Füße mit komplizierten Mustern eignet. Darüber hinaus ist Hennapulver aber auch ein geschätztes Heilmittel, um entzündete Wunden aller Art zu behandeln.

Als in Europa im vorigen Jahrhundert Mumien in größerer Anzahl ausgewickelt wurden, konnte man beobachten, dass einige von ihnen rötliche Haare hatten. In besonderem Maße trifft dies auf die Mumie von Ramses II. zu. Auch wiesen mehrere Mumien eine etwas rötliche Haut an der Innenseite der Hände und an den Fußsohlen auf. In diesem Tatbestand sahen die Ägyptologen den Beweis für die Nutzung von Henna als Mittel zum Färben der Haare und Haut in Ägypten bereits in pharaonischer Zeit, und sie suchten in den Texten nach einem Wort für diese Pflanzen. Im Balsamierungsritual, einem Text aus dem 1. Jahrhundert n. Chr., sollen mit einer Pflanze, die den magischen Namen »*Anch-imi* – Leben ist darin (ʿnḫ-imi)« trägt, die Hände und Füße gesalbt werden. Aus dieser Verwendung schloss man, dass es sich dabei nur um die Hennapflanze handeln könnte. In den medizinischen Texten wird *Anch-imi* allerdings nur dreimal erwähnt. Doch so einfach ist der Nachweis für die Nutzung von Henna im pharaonischen Ägypten nicht. Bis jetzt ist nämlich noch an keiner Mumie der chemische Nachweis von Henna als Färbemittel gelungen. Auch in bräunlichen Textilien, an denen man eine Hennafärbung vermutete, schlugen alle Versuche, den Hennafarbstoff zu belegen, fehl. Betrachtet man dann die Texte ganz genau, in denen *Anch-imi* erwähnt ist, so findet man dort auch keinen Hinweis auf eine färbende Eigenschaft dieser Pflanze oder überhaupt nur auf die Nutzung der Blätter. Deutlich wird hingegen die große magische, leben-gebende Eigenschaft dieser Pflanze, die in einem Text des Totenbuches zum Ausdruck kommt. Dort heißt es nach dem Rezitierten eines Eingangsspruchs:

»Zu sprechen über einer Kugel aus der Anch-imi-Pflanze, die in das rechte Ohr eines Verklärten (d. h. eines Verstorbenen) gelegt wird, und eine andere Kugel, die in feine Leinenbinden gelegt wird, auf welchen der Name (des Verstorbenen) geschrieben steht, am Begräbnistag.«   (Totenbuch Spruch 13)

Diese Anweisung, die *Anch-imi*-Pflanze in das rechte Ohr zu geben, steht ganz in Übereinstimmung mit den medizintheoretischen Vorstellungen der Ärzte, denn im Papyrus Ebers heißt es über die Gefäße:

»Es sind 2 Gefäße in ihm zu seinem rechten Ohr; es tritt der Lebenshauch in sie ein. Es sind 2 Gefäße in ihm zu seinem linken Ohr, es tritt der Todeshauch in sie ein.«   (Eb 856 g)

Nach diesen Angaben über den Verlauf der Gefäße ist es also folgerichtig, die Kugel aus der *Anch-imi*-Pflanze in das rechte Ohr des Verstorbenen zu geben, um ihm neues, jenseitiges Leben zu geben, und nicht in das linke. Die starke magische Kraft dieser Pflanze beruhte vermutlich auf einem intensiven Geruch.

Ein besonders wichtiger Hinweis darauf, dass es sich bei *Anch-imi* nicht um den Hennastrauch handeln kann, ist jedoch darin zu sehen, dass sie nur in drei medizinischen Rezepturen, einmal innerlich, einmal äußerlich angewandt und einmal gegen Schlangenbisse, aufgeführt ist.

Von der Antike an zeigen uns aber die Textquellen, dass Henna primär als Heilpflanze genutzt wurde und nur in zweiter Linie als Haar- und Hautfärbemittel. Das Pulver der Blätter hat sowohl fungizide als auch bakterizide Eigenschaften. Aus diesem Grund verordneten sowohl Plinius als auch Dioskurides Hennapulver bei allen Arten von entzündeten Wunden. Besonders hilfreich sei die Anwendung bei Brandwunden, aber auch bei Entzündungen im Mund. Die stark duftenden Blüten sollten in Essig eingelegt bei Kopfschmerzen aufgetragen werden. Genau diese Anwendung konnte dann auch Alpin in der ägyptischen Volksmedizin im 16. Jahrhundert beobachten, und das ist bis heute gleich geblieben.

Da aber die *Anch-imi*-Pflanze alle diese pharmazeutischen Verwendungen nicht auch nur ansatzweise zeigt, ist dieser Name sicherlich keine Bezeichnung für den Hennastrauch.

Offen bleibt aber weiterhin die Frage, ob im pharaonischen Ägypten die Hennapflanze schon in den Gärten blühte. Hierüber geben uns zum Glück die Mumiengirlanden Auskunft. Vom Neuen Reich an war es Sitte geworden, die Mumien und oft auch die Särge mit Blumengirlanden zu schmücken, die aus ganz verschiedenen Pflanzen hergestellt wurden. Die Grundlage war ein einfacher Streifen aus grünen Blättern, meist der Mimusops, auch der Weide oder des Ölbaums. In diesen steckte man dann bunte Blüten, je nachdem, was der Garten zur entsprechenden Zeit der Bestattung lieferte. Dank des trockenen Klimas haben sich diese Mumiengirlanden bis auf unsere Tage hin sehr gut erhalten. Auch wenn sie meist ihre Farbe verloren haben, lassen sich doch die einzelnen Blumen genau bestimmen. Ein Pionier auf diesem Gebiet war der Botaniker und Afrikaforscher Georg Schweinfurth. Ihm gelang auch der früheste Nachweis von Henna in Ägypten. In eine Mumiengirlande der 20. Dynastie fand er Blüten vom Hennastrauch mit eingearbeitet. Besonders beliebt war Henna dann in griechisch-römischer Zeit, wo man die Mumiengirlanden aus kleinen, zusammengebunden Sträußchen herstellte. Oftmals finden sich Henna-Sträußchen mit Blütenblättern des Indischen Lotus in einer Girlande (Abb. 50).

Diese kleinen Blütenfunde in den Mumiengirlanden zeigen uns, dass spätestens zum Ende des Neuen Reiches in den ägyptischen Gärten auch Hennasträucher wuchsen, deren duftenden Blüten als Blumenschmuck verwendet wurden und vermutlich auch zur Herstellung von duftenden Salbölen. Die kolorierende Wirkung der Blätter wird den ägyptischen Frauen sicherlich aufgefallen sein, wie weit sie diese nutzten, wissen wir allerdings nicht. Wenn auch zahlreiche Kosmetikkästchen mit

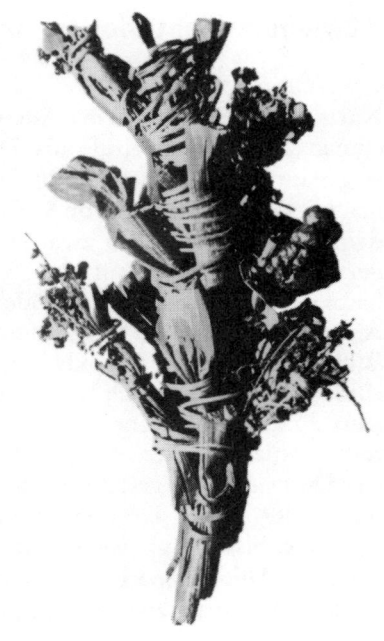

Abb. 50 *Blütensträußchen einer Mumiengirlande der griechisch-römischen Zeit mit blühenden Hennazweiglein und Blütenblättern des Indischen Lotus*

Schminkgeräten und Materialien als Grabbeigaben erhalten sind, fand sich in keinem Hennapulver.

Die hervorragenden pharmazeutischen Eigenschaften der Blätter zur Behandlung von Wunden, Entzündungen und Hautausschlag haben die Ärzte nach der Einführung des Strauches bestimmt schnell herausgefunden, oder sie haben die Kenntnisse gleich mit der Einführung der Kulturpflanze aus Ostafrika oder Vorderasien übernommen. Plinius und Dioskurides erwähnen, dass in römischer Zeit das beste Henna aus Ägypten, aus der Stadt Kanopus, bezogen wurde.

Zwiebeln – antibiotisch wirkender Zauber

Nach den Vorstellungen der Alten Ägypter ging von Zwiebeln eine große magische Kraft aus. Dies wird am deutlichsten im so genannten Schlangenpapyrus (Brk), der sich fast ausschließlich mit der Behandlung von Schlangenbissen beschäftigt. Niedergeschrieben wurde er zwar erst im 4. Jahrhundert v. Chr., der Text beruht aber auf älteren Vorlagen. Charles Wilbour hatte diese Papyrusrolle am Ende des vorigen Jahrhunderts in Ägypten gekauft, und sie gelangte mit seinem Nachlass in die Wilbour Library in Brooklyn. Erst bei einer Inventur 1952 entdeckte man die noch ungeöffnete Papyrusrolle mit ihrem ganz außergewöhnlichen Text. Der erste Teil beschreibt einzelne Schlangenarten und die Giftwirkung ihres Bisses. Es werden Prognosen gestellt, ob der Patient den Biss überleben wird oder nicht. Es folgt dann eine Auflistung der bei Schlangenbissen anzuwendenden Rezepturen, in denen die Zwiebel (Allium cepa L.) eine außerordentlich wichtige Rolle spielt, in fast jeder zweiten ist sie enthalten.

»Heilmittel zusammengestellt für einen Mann, der von einer Kobra mit schwarzem Hals gebissen worden ist: Zwiebel. Fein zermahlen in Wasser. Werde getrunken. Werde wiederholt an zwei Tagen.«   *(Brk § 47 a)*

Besonders wirksam war die Zwiebel bei Schlangenbissen, wenn vorher noch ein langer Zauberspruch über sie rezitiert wurde.

Aber auch prophylaktisch halfen Zwiebeln gegen Schlangenbisse. Reibt man den Körper mit in Wasser gelöstem Zwiebelpulver ein, so ist dies ein wirksamer Schutz gegen Schlangenbisse. Das Gleiche gilt für Zwiebelpulver in Bier, wenn damit das Haus besprengt wird, vertreibt es Schlangen, und eine Zwiebel in ein Loch der Hauswand gesteckt, verhindert das Hervorkommen von Schlangen, eine Anweisung, die nicht im Schlangenpapyrus sondern in dem sehr viel älteren Papyrus Ebers genannt wird:

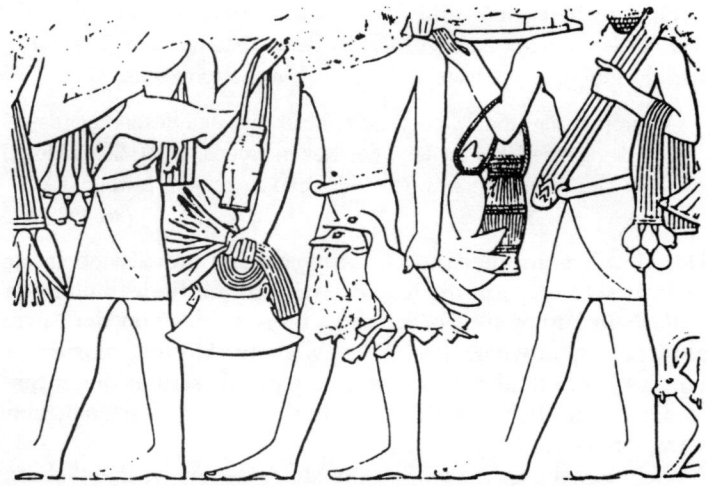

Abb. 51 *Opferträger mit Zwiebelbündeln, Grab des Mereruka, Altes Reich*

»Ein anderes (Heilmittel für das Nichtzulassen, dass eine Schlange aus dem Loch hervorkommt):
Knolle der Zwiebel werde gegeben an die Öffnung des Loches. Sie kann nicht hervorkommen.«

Die Zwiebel, ägyptisch *Hedju* (*ḥḏw*) ist als Kulturpflanze schon seit dem Alten Reich durch viele Darstellungen in den Gräbern belegt. Man sieht dort ihren Anbau im Garten und das Herbeitragen großer Zwiebelbündel als Opfergaben (Abb. 51). Funde von Zwiebeln liegen allerdings erst aus der 18. Dynastie vor.

Die Überzeugung, Zwiebeln würden aufgrund ihres intensiven Geruchs magisch etwas Böses abwehren, beschränkte sich nicht nur auf Giftschlangen. Man sah in ihnen auch einen Schutz gegen böse Dämonen jeder Art, und zum altägyptischen Sokarfest sollte man als Abwehrzauber Ketten aus Zwiebeln um den Hals tragen. Diese Vorstellung hat sich in einigen Teilen Ägyptens, vor allem den Oasen, bis in moderne Zeit erhalten. So gab es zum Frühlingsfest Cham-en-nessim noch Zwiebelketten, und Zwiebeln wurden auf der Schwelle des Hauses zerquetscht, um alles Böse abzuwehren. Dies entspricht genau der Anweisung im Schlangenpapyrus:

»Wenn man sie (die Zwiebel) zerreibt in Bier und besprengt (damit) das ganze Haus an Tage des Neuen Jahres, keine Schlange, männlich oder weiblich, wird eindringen zu keinem Zeitpunkt.«

(Brk § 42 b)

Der Glauben an die magische Abwehrkraft von Zwiebeln ist nicht beschränkt auf die Küchenzwiebel und findet sich auch außerhalb Ägyptens. So berichtet Dioskurides von der Sitte, als Universalabwehrmittel Meerzwiebeln (Urginia maritima) vor der Tür aufzuhängen, und ein später Ausläufer dieser Sitte sind sicherlich die Knoblauchbündel und -ketten gegen Vampire.

Nicht nur die Lebenden wurden unter den magischen Schutz der Zwiebel gestellt, sondern auch die Toten. Die Balsamierer legten Zwiebeln auf den Oberkörper von Mumien oder steckten diese mit in die Leinenwicklung. Am häufigsten befanden sich die Zwiebeln aber seltsamerweise unter den Fußsohlen der Mumien. Dies hatte schon der Dichter Andreas Gryphius beobachtet, als er 1662 in Breslau zusammen mit einem Apotheker die Mumie einer jungen Frau auswickelte. So ist der bis heute in der Oase Baharija praktizierte Brauch, Verstorbenen Zwiebeln mit ins Grab zu legen, nicht verwunderlich.

Neben dem magischen Schutz erfüllten Zwiebeln an Mumien in einigen Fällen aber noch einen ganz anderen Zweck, sie wurden als Augenersatz benutzt. Weil die zum großen Teil aus Wasser bestehenden Augäpfel beim Konservieren des Körpers mit Natronsalz im Verlauf der Balsamierung zusammenschrumpften, erhielt das Gesicht einen toten, eingefallenen Ausdruck. Um es wieder lebendiger aussehen zu lassen, schoben die Balsamierer dann Zwiebeln unter das Lid in die Augenhöhle, sogar bei Pharaonen wie Ramses IV.

Zwiebeln fanden aber nicht nur als Heilmittel bei Schlangenbissen und als Abwehrmittel gegen Dämonen Verwendungen. Aufgrund ihrer pharmazeutischen Wirkung waren sie ein häufig eingesetztes Heilmittel. Der Arzt verordnete Zwiebeln zur Behandlung von Geschwüren und nässenden Wunden und bei Steifheit der »Gefäße«, worunter wir wohl mehrere Arten von Beschwerden bei Bewegung zu verstehen haben.

Chemische Untersuchungen haben gezeigt, dass die hohe Wertschätzung der Ägypter für die Zwiebel als Heilmittel nicht nur auf der durch den Geruch bedingten magischen Wirkung beruhte, sondern auch auf antibiotischen Eigenschaften. In der Zwiebel ist Alliin enthalten. Diese Verbindung wird durch ein Enzym zu Allicin, das auf eine Vielzahl von Mikroorganismen wie Streptokokken, Staphylokokken und einige Hautpilzarten abtötend wirkt. Diese pharmazeutischen Eigenschaften nutzte der altägyptische Arzt bei der Behandlung von Geschwüren und entzündeten Wunden mit Zwiebeln.

Auch heute noch wird die Küchenzwiebel in der ägyptischen Volksmedizin recht häufig verwendet, äußerlich bei eitrigen Ohrenentzündungen, Abszessen und Nasenbluten, aber auch innerlich bei Erkältungserkrankungen und als harntreibendes Mittel. Die antibiotische Wirkung der Zwiebel kommt auch in einem Brauch zum Tragen, der vermutlich seinen Ursprung schon in der pharaonischen Zeit hat. Im Kapitel über die Behandlung von Augenkrankheiten wurde gezeigt, dass zu ihrer Behandlung oftmals schwarze Augenschminke angemischt im antibakteriell wirkenden Honig benutzt wurde. Heute wird in ländlichen Gegenden Ägyptens immer noch dem Neugeborenen schwarze Augenschminke, vermischt mit dem antibiotisch wirkendem Zwiebelsaft, zum Schutz gegen Augenkrankheiten auf die Lider gestrichen.

In sehr viel geringerer Menge kommt das pharmazeutisch wirksame Alliin auch im Porree (Allium porrum L.) vor, der ebenfalls im pharaonischen Ägypten angebaut wurde und *Iaket* (*i3ḳ.t*) hieß. Ihm wohnte allerdings keine magische Kraft inne, und wir finden Porree nur in einigen wenigen Rezepturen zur Behandlung von Brand- und Bisswunden und seine Samen innerlich verordnet zum »Kühlen der Gefäße«.

Einen sehr viel höheren Anteil an Alliin als die Zwiebel hat jedoch der Knoblauch (Allium sativum L.). Leider wissen wir über die Nutzung des Knoblauchs im Alten Ägypten nur sehr wenig. Zwar finden sich in vorgeschichtlichen Gräbern kleine Tonmodelle, die wie Knoblauchzwiebeln mit den einzelnen Zehen aussehen, doch ihre Deutung ist nicht ganz gesichert. Erst in der 18. Dynastie gibt es Knoblauch als Grabbeigabe. Besonders gut erhalten sind mehrere Knoblauchzwiebeln aus dem Grab des Tutanchamun. Anders als bei der Zwiebel, deren häufige Erwähnung in den Texten belegt, dass diese alte Kulturpflanze oft verwendet wurde, gibt es vom Knoblauch kaum Nennungen. Das Wort *Chitschana* (*ḫiṯ3n3*), vermutlich semitischen Ursprungs, wird üblicherweise mit Knoblauch übersetzt, es erscheint allerdings erst im Papyrus Harris der 20. Dynastie, in dem Opfergaben an die Tempel aufgelistet werden. Im Schlangenpapyrus wird er ein einziges Mal aufgeführt, ansonsten aber nicht in medizinischen Texten.

Da aber die vorgeschichtlichen Tonmodelle auf eine sehr viel frühere Nutzung des Knoblauchs hinweisen und er auch heute noch in der ägyptischen Volksmedizin zum Desinfizieren von Wunden benutzt und als Mittel gegen Magen-Darmerkrankungen und als Diuretikum verordnet wird, gibt es möglicherweise für Knoblauch noch einen zweiten altägyptischen Namen. Dieser ist bisher noch nicht gefunden worden. Im Gegensatz zur Küchenzwiebel findet man an Mumien keinen Knoblauch.

Weitere Heilpflanzen zum Behandeln von Schlangenbissen

Neben der Zwiebel führt der Schlangenpapyrus eine Reihe weiterer Pflanzen auf, die bei den sicher recht häufig vorgekommenen Schlangenbissen helfen sollten. Dazu gehören die heiligen Räuchersubstanzen *Antiu* (*ʿntiw*) und *Senetscher* (*snṯr*), worunter wir die Substanzen Myrrhe, Weihrauch und Terebinthenharz zu verstehen haben, die in diesen Fällen allerdings nicht als Räuchermittel sondern bei der äußerlichen Versorgung der Bisswunde zur Anwendung kamen. Es werden auch einige Pflanzen mit magisch-religiösem Namen wie »Anch-imi (*nḫ-imi*) Leben ist darin«, »*Tut Hor* (*tw.t-ḥr*) Abbild des Gottes Horus« genannt und sowohl eine »Schlangenholz« (*ḫt n ḥf3*) wie auch wahrscheinlich ein »Skorpionskraut«, dessen Lesung jedoch unsicher ist, aufgelistet. Die beiden letzten Produkte sind möglicherweise Sympathiemittel, bei denen die Gestalt des Pflanzenteiles an eine Schlange bzw. einen Skorpion erinnert, weshalb ihnen Heilkraft bei den entsprechenden Bissen oder Stichen zugewiesen wurde. Vom »Schlangenholz« erfahren wir in dem Text noch mehr. Es wird aus der östlichen Wüste herbeigebracht und man verwendet sowohl die Wurzel als auch die Blätter für medizinische Zwecke.

»Wurzel des Schlangenholzes, die man heranbringt aus der östlichen Wüste. Zermahle sie fein in Wein oder in süßer Flüssigkeit. Werde getrunken von dem Mann, der gebissen ist. Dann zermahle fein seine Blätter in Behen-Öl. Reibe damit den Körper ein des Mannes, der gebissen ist. Das ist ausgezeichnet. (Das ist) eine Anregung des Herzens, die ihm Atem gibt. Man verfährt gleichermaßen, um die nsi̯.t-Krankheit auszutreiben.«

(Brk § 43 c)

Auf einen sehr intensiven, aromatischen Geruch der Teile des »Schlangenholzes« deutet wohl die Angabe »eine Anregung des Herzens« hin als auch eine andere Rezeptur, in der »Schlangenholz« zusammen mit Zwiebeln zerquetscht wird und dann unter die Nase des Mannes gehalten werden soll, der von der Schlange gebissen wurde. Leider reichen diese Hinweise auf die Pflanze »Schlangenholz« nicht aus, um sie zu identifizieren.

Nur auf das Aussehen der Pflanze, ohne Hinweis auf eine spezielle medizinische Sympathiefunktion, beziehen sich die Pflanzennamen »Mäuseschwanz (*sd pnw*)«, das sehr häufig gegen Schlangenbisse verordnet wird, »Affenhaar (*šn m 3ᶜn*)« und ein etwas unklarer Pflanzenteil mit dem Bezug auf einen Esel (*pḥ.t ᶜ3*). Auch von diesen Pflanzennamen wissen wir nicht, welche botanische Spezies sie bezeichnen.

Etwas ausführlicher ist eine Pflanze mit dem Namen *Itjerut* (*i̯trw.t*) im Schlangenpapyrus beschrieben:

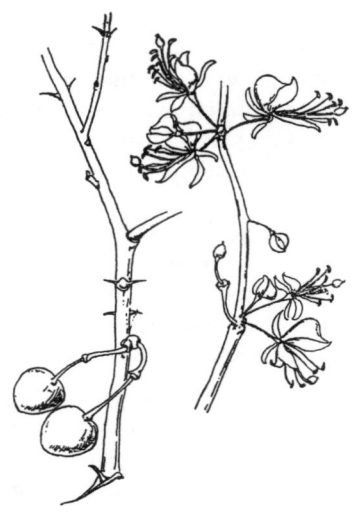

Abb. 52 *Kapernstrauch (Capparis decidua Forssk.)*

»Mittel um zu heilen einen Mann, der von einer Schlange gebissen ist, gleichgültig welcher Art: i̱trw.t-Pflanze, sie wächst in Hibis, ihre Blätter sind wie Dornen, ihr Kopf ist wie der der ʿfi-Pflanze, die Kügelchen ihrer Blüten sind wie die des Lotus, seine Frucht ist wie..., das Innere ihrer Frucht ist wie die t̠ḥw-Pflanze dickflüssig und rot. Sie werde fein zermahlen mit süßem Bier. Werde getrunken von dem, der gebissen ist. Er wird sofort geheilt werden.«

Auch wenn hier eine Pflanze mit zwei nicht bekannten anderen Pflanzen verglichen wird, zeichnen sich doch einige Charakteristika ab. Die Pflanze wächst in der Oase Charga, hat dornenförmige Blätter, die Samen ähneln denen des Lotus, das Innere der Früchte ist dickflüssig und rot. Die größte Kennerin der ägyptischen Flora, die schwedische Botanikerin Vivi Täckholm, konnte aufgrund dieser Angaben die *Itjerut*-Pflanze als einen Kapernstrauch (Capparis decidua Forssk.) identifizieren. Der bis 4 m große, blattlose, kleine Dornen tragende Strauch hat rote Blüten und kirschenähnliche Früchte, die zahlreiche Samen enthalten (Abb. 52). Er wächst in Ägypten vor allem in den Oasen und an der Küste des Roten Meeres.

Aus der heutigen ägyptischen Volksmedizin ist allerdings keine pharmazeutische Nutzung dieses Kapernstrauches bekannt, aber in der nordafrikanischen Heilkunde und auf der arabischen Halbinsel werden die jungen, grünen Zweige und die Früchte vor allem bei Asthma und anderen Problemen der Atemwege, Herzbeschwerden und auch bei Rheuma und Fieber eingesetzt, eine Anwendung bei Schlangenbissen wird jedoch nicht berichtet.

Die altägyptischen Ärzte aber sahen in diesem Kapernstrauch eine gute Heilpflanze bei Schlangenbissen, sei es nun aufgrund einer Ähnlichkeit der schlanken, blattlosen Zweige mit einer Schlange oder der Form der Wurzel in Form eines Sympathiemittels oder wegen einer tatsächlichen pharmazeutischen Wirkung. Die Pflanze war auch mit magischer Kraft ausgestattet, denn in einem zweiten Rezept des Schlangenpapyrus wird von ihr gesagt, dass sie aus der Seite des Gottes Osiris wachse.

Die Meerzwiebel – Heilmittel und Rattengift

Nicht verborgen geblieben sein wird dem altägyptischen Arzt die pharmazeutische Wirkung der Meerzwiebel (Urginea maritima L.), die zur Flora des mediterranen Küstenstreifens Ägyptens gehört. Ihre Zwiebel erreicht die stattliche Größe von 15 cm im Durchmesser und ein Gewicht von bis zu einem Kilogramm. Im Herbst wächst aus der Zwiebel der bis zu 1,5 m hohe Blütenstand in Form einer Rispe mit weißen Blüten. Erst nach dem Verblühen erscheinen die langen, breitlanzettlichen Blätter in einer dichten Rosette, die dann bis zum späten Frühjahr ausdauern. Die Zeichnung der Meerzwiebel im berühmten Hortus Eystettensis von 1713 (Abb. 53), auf der sowohl der Blütenstand als auch die Blätter an einer Pflanze gleichzeitig zu sehen sind, ist also nicht ganz korrekt.

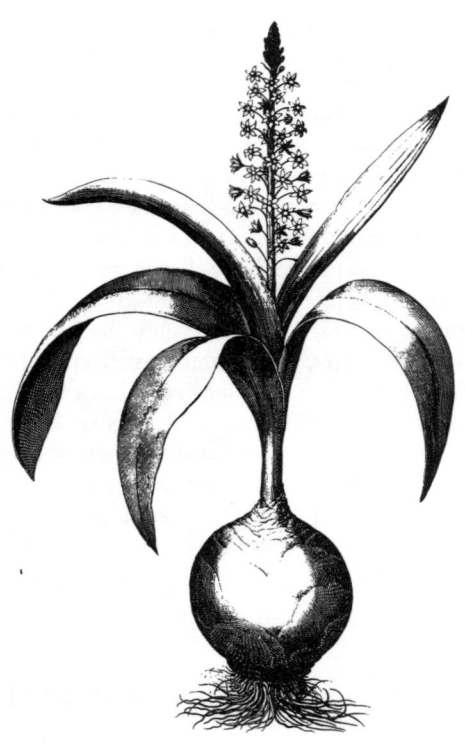

Abb. 53 *Meerzwiebel (Urgenia maritima L.) im Hortus Eystettensis von 1713*

Die pharmazeutisch wirksamen Inhaltsstoffe dieser Pflanze sind bisher nur ungenügend bekannt. Die Zwiebel enthält mehrere Glykoside, die ähnlich wie Strophantin und Digitalis auf das Herz wirken. Außerdem sind diuretische und abortive Substanzen vorhanden. Aufgrund der Farbe der Zwiebelschalen unterscheidet man eine weiße und eine rote Form, wobei die rote toxisch stärker ist.

Bei den Autoren der griechisch-römischen Antike stand die Meerzwiebel im Ruf, magische Abwehrkräfte gegen Unheil jeglicher Art zu haben, und sie empfehlen, die Zwiebel über der Tür aufzuhängen oder neben der Tür anzupflanzen.

Sowohl Plinius als auch Dioskurides beschreiben die vielfachen medizinischen Anwendungsmöglichkeiten der Meerzwiebel, vor allem als Mittel bei Asthma, als Diuretikum, äußerlich angewandt zum Behandeln von Wunden und Geschwüren sowie Hunde- und Schlangenbissen. Die Wirkung auf das Herz wird dann erst von arabischen Ärzten erwähnt. Von diesem alten Anwendungsbereich unterscheidet sich die heutige Verwendung der Meerzwiebel in der ägyptischen Volksmedizin überhaupt nicht, hinzu kommt nur noch, dass man die Schalen der roten Meerzwiebel auch als Rattengift erfolgreich einsetzt. Ein altägyptischer Name ist nicht bekannt.

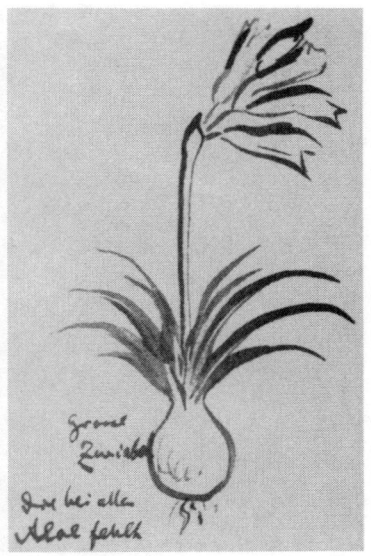

Abb. 54 *Hakenlilie (Crinum zeylanicum L.)*

Crinum – Gartenblume, magischer Schutz und Giftpflanze

Auch die Zwiebeln der Hakenlilie Crinum zeylanicum L. (Familie Amaryllisgewächse) enthalten toxische Substanzen. Wegen ihrer wunderschönen großen, rosafarbenen Blüten (Abb. 54) wurde sie vermutlich im Neuen Reich in den ägyptischen Gärten angepflanzt. Aus der 21. Dynastie sind uns Reste dieser Pflanze bei einer Mumie erhalten, jedoch nicht, wie man erwarten sollte, in den Blütengirlanden. Nesi-Chonsu, Frau des Hohenpriesters des Amun Painodjem II., wurde

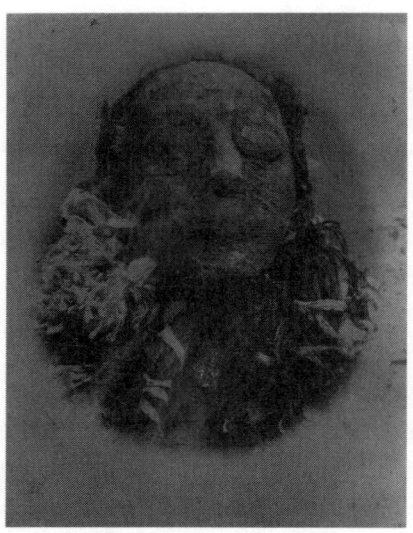

Abb. 55 *Mumie der Nesi-Chonsu mit Zwiebelschalen der Hakenlilie auf den Augen, der Nase und dem Mund*

zusammen mit zahlreichen Pharaonenmumien in der Royal Cachette von Deir el Bahari bestattet. Ihre Mumie bedeckte ein außergewöhnlich reichhaltiger Blumenschmuck in Form langer Girlanden. Aber auch am Körper selbst befanden sich Pflanzen, um den großen Zeh war jeweils eine kleine Girlande gewickelt und auf dem linken Fuß lag eine Lotusblüte. Die Augen, die Nasenlöcher, den Mund und den Mumifizierungsschnitt in der Bauchdecke verschlossen Zwiebelschalen (Abb. 55), um die Körperöffnungen vor jeglichem Einfluss böser Dämonen, die den Verstorbenen im Jenseits erwarteten, zu schützen.

Der Botaniker und Afrikaforscher Georg Schweinfurth, der auch den Blumenschmuck der anderen königlichen Mumien aus der Royal Cachette untersuchte, war sich bei der botanischen Bestimmung dieser Zwiebelschalen nicht ganz sicher und überließ sie deshalb Prof. Volkens zur Begutachtung. Er identifizierte die Schalen als Teile der Hakenlilie (Crinum zeylanicum L.).

Dies ist nun eine recht überraschende Bestimmung, denn die Hakenlilie gehört nicht zur ägyptischen Flora, auch nicht der des Sudan, sondern ihr heutiges Verbreitungsgebiet liegt weiter südlich. Am nächsten an Ägypten wäre Äthiopien, wo die Hakenlilie wild wachsend anzutreffen ist. Aus diesem Grunde bestanden gewisse Zweifel an der botanischen Bestimmung, und deshalb wurden die Schalen, die sich heute im Botanischen Museum Berlin-Dahlem befinden, Prof. Müller-Doblies 1986 erneut zur Begutachtung vorgelegt, und er kam zum gleichen Ergebnis.

Wir können also davon ausgehen, dass die Ägypter für ihre Gärten exotische Pflanzen sowohl aus dem palästinensischen Raum, wie es uns die »Botanische Kammer« in Karnak zeigt, einführten als auch aus weit südlich gelegenen Gebieten. Dafür sind natürlich Rhizome oder Zwiebeln bildende Pflanzenarten wie die Hakenlilie mit ihrer großen Zwiebel besonders gut geeignet.

Wieweit nun allerdings die Ägypter der pharaonischen Zeit auch über die toxischen Eigenschaften dieser Pflanze informiert waren, wissen wir nicht. Die Zwiebelschalen enthalten mehrere Alkaloide, von denen das Lycorin den Hauptanteil ausmacht. Es zeigt ganz ähnliche Wirkungen auf das Herz wie die Digitalis-Glykoside. Deshalb werden Auszüge der Zwiebelschalen als Pfeilgift eingesetzt, und eine größere Menge davon eingenommen kann auch für den Menschen tödlich sein. Außerdem verursachen die Zwiebelschalen, wenn man sie isst, eine nur schwer zu stillende Diarrhoe. In der afrikanischen Volksmedizin werden sie, wobei die richtige Dosierung wichtig ist, als drastisches Abführmittel benutzt. Äußerlich angewandt helfen die Zwiebelschalen bei Wunden und Geschwüren.

Man kann nur vermuten, dass die Hakenlilie im Alten Ägypten nicht nur als Gartenblume angepflanzt wurde, sondern auch von den Ärzten in ihren Medizinalgärten, und dass sie ihre Wirkung untersuchten. Ihr ägyptischer Name ist nicht bekannt.

Lattich – die Pflanze des Fruchtbarkeitsgottes Min

»Sei gegrüßt..., der die Menschen erschafft, Chnum, der die Kiebitzleute (eine andere Menschengruppe) bildet. Du mögest aus-

125

probieren den Mund jeder Vulva... seine Höhle. Sei steif! Sei
nicht schlaff! Sei kräftig! Sei nicht schwach!... deine Hoden. Du
mögest deine Hoden kräftigen zusammen mit Seth, dem Sohn der
Nut. Werde gesprochen über..., süßem... Werde das Glied damit
gesalbt.«[28]   *(Papyrus Chester Beatty X)*

Dieser leider sehr zerstörte Text und einige weitere andere
Papyrusfragmente zeigen uns, dass es im Alten Ägypten
schriftlich niedergelegte Anweisungen zur Stärkung der männlichen Potenz oder Behebung von Potenzstörungen gegeben
hat. Allerdings scheinen diese Probleme nicht zum Aufgabenbereich des Arztes gehört zu haben, sondern sie fielen eher
den Magiern zu. In den rein medizinischen Papyri gibt es keine
einzige Rezeptur, die sich mit dem Komplex »Manneskraft«
beschäftigt, und da die magischen Papyri, die dieses Thema
behandeln, nur fragmentarisch erhalten sind, wissen wir nicht,
was der Zauberer in Fällen von Potenzschwäche verordnet
hat. In den Texten wird mehrmals eine Pflanze erwähnt, die
den bezeichnenden Namen »Mittel zum Begatten *(mnhp)*«
trägt. Sie wird mit einem Phallus determiniert, aber leider lässt
sich nicht feststellen, welche Pflanze mit diesem Namen gemeint ist.

In den magisch-religiösen Bereich des Alten Ägypten gehört
eine Pflanze, die möglicherweise zum Stärken der Potenz genutzt wurden, der Lattich (Lactuca sativa L.). Er war die Symbolpflanze des ithyphallisch dargestellten Fruchtbarkeitsgottes
Min, auch in seiner Form Amun-Min (Abb. 56), und die Lattichpflanze wird häufig hinter ihm stehend abgebildet. Es handelt sich dabei um den ganz gewöhnlichen Salat, der allerdings in Ägypten in der Form »roma« kultiviert wurde und
wie ein kleines, bis etwa 50 cm hoch werdendes grünes
Bäumchen aussieht. Lattichstrunke oder Samen aus pharaonischer Zeit sind zwar bisher noch nicht gefunden worden,
Grabmalereien vom Alten Reich an belegen aber eindeutig den
Anbau dieser Kulturpflanze.

Der Lattich hieß ägyptisch *Abu* (*ʿbw*), jedoch wird er weder
in den medizinischen Papyri noch in den magischen Texten,
die sich mit der Stärkung der Potenz befassen, erwähnt. Die

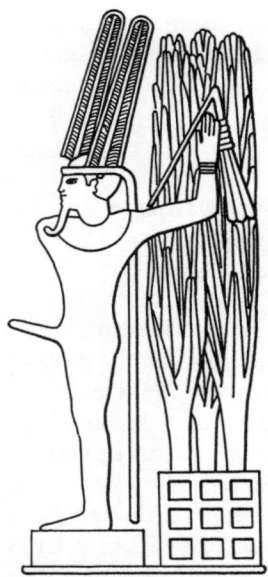

Abb. 56 *Amun-Min mit Lattich-Pflanzen*

Verbindung des Fruchtbarkeitsgottes Min zum Lattich beruht nicht auf einer aphrodisierenden Wirkung der Pflanze selbst, sondern auf der Tatsache, dass sie reichlich weißen Milchsaft führt, der bei Anschnitt austritt. Dieser Milchsaft wurde in der magisch-religiösen Vorstellung mit der Samenflüssigkeit des Gottes Min gleichgesetzt. Ob man aus diesem Grunde tatsächlich viel Salat gegessen hat, um die Potenz zu stärken, wissen wir nicht, es ist aber durchaus vorstellbar. Noch heute heißt es in Ägypten, dass häufiger Salatgenuss reichen Kindersegen bringe.

Interessanterweise ist die pharmazeutische Wirkung des Lattichmilchsaftes genau entgegengesetzt. Er enthält Lactucin und Lactucopikrin, die entspannen und schläfrig machen. Deshalb nannten die Griechen den Lattich auch »Liebestöter«. Diese pharmazeutische Wirkung scheint jedoch für den Ägypter kein Grund gewesen zu sein, den Lattich nicht mit

Min in Verbindung zu bringen. Die deutlich sichtbare Tatsache des weißen Milchsaftes reichte aus, um diese Pflanze zum Symbol der Fruchtbarkeit zu machen.

Mandragora oder Mimusops – ein ungelöstes Rätsel

Von der Antike an wurde die Mandragora (Mandragora officinalis L.), auch Alraune genannt, als magische Pflanze angesehen. Da ihre oft gegabelte Wurzel an die Gestalt eines Menschen erinnert, stellte man kleine Figuren – Alraunenmännchen – daraus her, die dann in verschiedenen Zauberritualen benutzt wurden.

Aber auch für die Schmerzbehandlung waren Alraunen wichtig. Die Pflanze gehört zur Familie der Nachtschattengewächse (Solanaceae). Aus einer bis zu 50 cm langen Wurzel wächst eine niederliegende Blattrosette mit etwa 30 cm langen, am Rande leicht gewellten Blättern. Die an langen Stielen sitzenden Blüten sind violett und entwickeln sich zu gelben, runden oder eiförmigen Früchten (Abb. 57), die bei Reife wie kleine Eier in einem Nest zusammen in der Blattrosette liegen. Alle Teile der Pflanze, besonders aber die Wurzel, enthalten die Alkaloide Hyoscyamin, Scopolamin und Atropin. Die Früchte riechen nach unserem heutigen Empfinden etwas unangenehm und können bei Verzehr größerer Mengen leichte Vergiftungserscheinungen mit typischer Pupillenerweiterung und Pulsbeschleunigung hervorrufen. Werden Teile der Wurzel in höheren Dosen eingenommen, tritt ein narkoseähnlicher Schlaf ein, und deshalb verordnete schon Dioskurides die Wurzelrinde der Mandragora in Wein als Narkotikum für einen Patienten »*den man schneiden oder brennen will*«. Neben der schmerzbetäubenden hat die Mandragora auch eine aphrodisierende Wirkung. In den Hexensalben der späteren Zeit war Mandragora neben Bilsenkraut ein unerlässlicher Bestandteil.

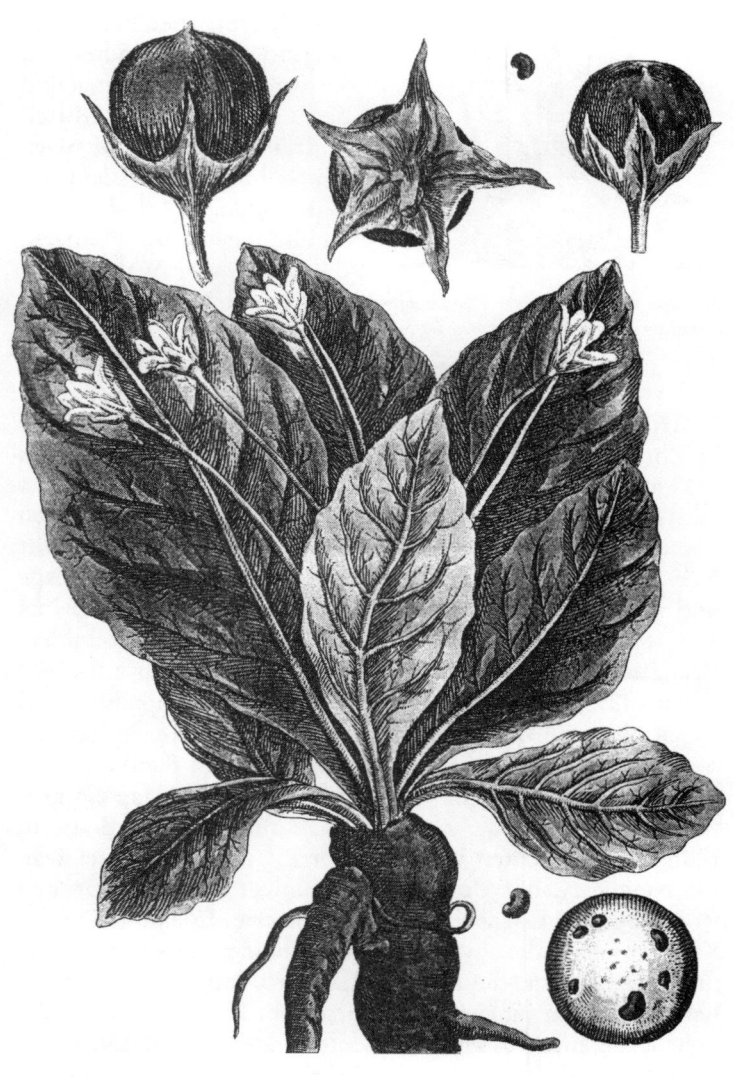

Abb. 57 *Mandragora-Pflanze (Mandragora officinalis L.)*

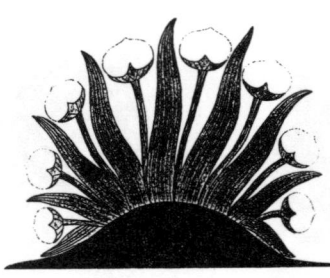

Abb. 58 *Abbildung einer Mandragora-Pflanze mit Früchten in einem Garten, Neues Reich*

Der ägyptischen Flora fehlt allerdings die Mandragora, sie wächst in Palästina und den europäischen Mittelmeerländern. Aber auf vielen Darstellungen, vor allem von Gartenanlagen, finden sich Abbildungen von Pflanzen, die mit großer Wahrscheinlichkeit die Mandragora zeigen (Abb. 58). Man hatte also vermutlich im Neuen Reich diese Pflanze aus Palästina eingeführt und in den Gärten angepflanzt. Die gelbe Frucht mit einem zipfligen Kelch taucht auch in Szenen auf, die einen erotischen Charakter haben. Am bekanntesten ist die Darstellung eines Königspaares der Amarnazeit, die den Namen »Spaziergang im Garten« trägt (Abb. 59). Man sieht hier die Königin, wie sie dem König eine Lotusblütenknospe und zwei an Stielen sitzende gelbe Früchte entgegenhält. Es gab sogar Spekulationen darüber, ob der hier abgebildete König möglicherweise kränklich war, weil er sich auf einen Stock stützt, und ob ihm so die Königin ein betäubendes und gleichzeitig aphrodisierend wirkendes Mittel gereicht hat.

Zu dieser Überlegung passte ganz genau ein Fund aus dem Grab des Tutanchamun. Auf dem innersten Sarg lag ein großer Blütenkragen, der aus in Reihen angeordneten Blättern, Blüten und Früchten verschiedener Pflanzen gearbeitet war, die Newberry, mit Unterstützung einiger Kollegen von den Royal Botanic Gardens Kew, identifizierte. In eine Reihe des Kragens hatten die ägyptischen Kranzbinder halbierte Früchte mit eingearbeitet, die als Mandragora bestimmt wurden. So hatte man dem jungen König in seinem Blumenschmuck die aphrodisierend wirkenden Früchte mitgegeben, damit er im Jenseits ein potenzstärkendes Mittel zur Verfügung habe – eine wunderschöne Geschichte.

Später wurden jedoch Zweifel an dieser botanischen Bestimmung geäußert, denn die gleichen Früchte fanden sich im

Grab auch noch in Körben und Schalen verpackt, und eine spätere botanische Untersuchung identifizierte diese eindeutig als Mimusopsfrüchte.

Die Mimusops (Mimusops laurifolia [Fossk.] Friis.) aus der Familie der Sapotaceae ist ein kleiner Obstbaum, der heute nur noch im Jemen, Abessinien, Somalia und dem Sudan vorkommt. Er trägt spitzovale Blätter und bis zu 3 cm

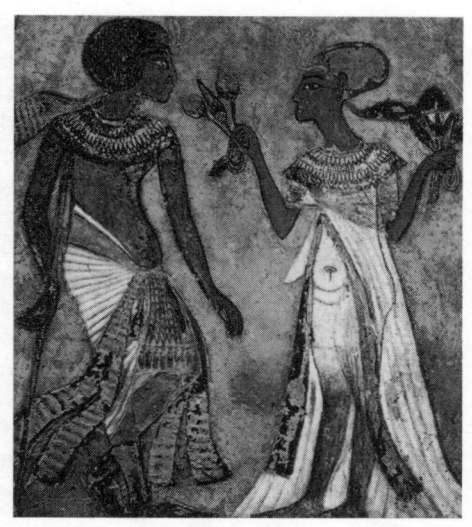

Abb. 59 *»Spaziergang im Garten«, die Königin reicht ihrem Mann Lotusblüten und gelbe Früchte, Amarnazeit*

lange spitzeiförmige gelbe Früchte (Abb. 60). Das Fruchtfleisch schmeckt süßlich und es umhüllt zwei bis drei glänzend braune Samen. Die Mimusopsfrüchte gehören zu den üblichen Produkten, die man den Verstorbenen für ihre jenseitige Versorgung mit ins Grab gab. Schon im Alten Reich wurde der Baum in Ägypten häufig angepflanzt, aber bereits in römischer Zeit scheint er in Ägypten immer seltener geworden zu sein und er verschwand dann ganz. Der Botaniker Georg Schweinfurth führte einige Setzlinge aus dem Jemen am Ende des vorigen Jahrhunderts wieder ein, und Abkömmlinge davon wachsen heute noch im Garten des Ägyptischen Museums in Kairo.

Unter den Darstellungen der Opfergaben für den Verstorbenen in den Gräbern finden sich in Körben gestapelte gelbe Früchte, in denen wir wohl die Mimusops Früchte zu sehen haben, denn wenn auch die in gleicher Art gezeichneten Alraunenfrüchte gegessen werden können, so sind sie doch

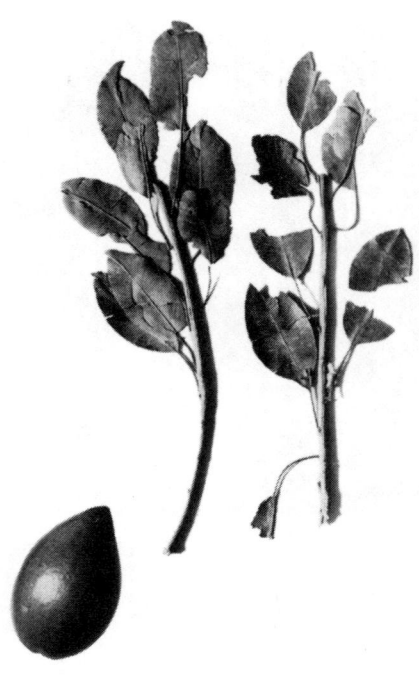

nicht als Nahrungsmittel anzusehen. Welche Frucht nun bei den »erotischen Szenen« abgebildet ist, lässt sich nicht mit Sicherheit entscheiden, der ägyptische Künstler hat anscheinend die Früchte der Mandragora und der Mimusops so ähnlich gezeichnet, dass wir sie auf den Abbildungen nicht unterscheiden können.

Ob nun im Blütenkragen des Tutanchamun tatsächlich halbierte Alraunenfrüchte oder Mimusopsfrüchte eingearbeitet waren, lässt sich heute leider nicht mehr klären, denn der Kragen ist nicht erhalten und auf dem einzigen Foto dieses Objektes lassen sich die Früchte nicht erkennen.

Abb. 60 *Mimusopszweige und -frucht (vergrößert) aus einem altägyptischen Grab*

So ist nur festzustellen, dass wir zahlreiche Belege für die Nutzung der Mimusopsfrucht als Obst haben, die Anwesenheit der Alraune in den altägyptischen Gärten jedoch nur durch die Abbildungen belegt ist.

In den medizinischen Texten und den Papyrusfragmenten, die sich mit potenzfördernden Mitteln beschäftigen, lässt sich die Mandragora nicht identifizieren. Alle Versuche, einen altägyptischen Pflanzennamen als Alraune zu deuten, blieben Spekulationen.

Aber auch die Früchte der Mimusops finden sich nicht in

den Rezepturen. Nur der Milchsaft des Baumes zusammen mit dem Milchsaft der Sykomore wird zum Behandlung einer Verbrennung benutzt.

Schwangerschaftsprognosen mit Zwiebeln und Getreide

Wegen der hohen Kindersterblichkeit war reicher Kindersegen für die altägyptischen Familien von großer Bedeutung. So ist es verständlich, dass wir Rezepturen haben, die im Falle des Ausbleibens einer Schwangerschaft prüfen sollten, ob die Frau überhaupt empfangen konnte. Leider sind die einzelnen Texte sehr stark zerstört, lassen sich aber in vielen Fällen sinngemäß ergänzen.

»(Das Erkennen einer, die schwanger wird) gegenüber einer, die nicht gebiert. Dann sollst du veranlassen, dass eine Knolle von Zwiebeln nachts liegt, eingetaucht… in ihr Genital bis zum Morgengrauen. Wenn Geruch entsteht aus ihrem Munde, so wird sie gebären, wenn… sie niemals.«   *(Carlsberg IV 1,x+4-x+6)*

Eine ganz ähnliche Prognose über die Fruchtbarkeit einer Frau haben wir dann in den hippokratischen Schriften der antiken griechischen Medizin. Allerdings wird hier der Test mit Knoblauch statt mit der Zwiebel durchgeführt:

»Ein anderes (Rezept). Nehme eine Knoblauchzehe, entferne die Spitze, gebe sie in die Gebärmutter und sehe am nächsten Tag, ob sie aus dem Mund riecht; und wenn sie riecht, wird sie empfangen; wenn nicht, wird sie nicht.«[29]

Eine große Hilfe waren diese Zwiebel-Knoblauchteste sicher nicht, und die medizintheoretischen Überlegungen, die dahinter standen, sind uns bis jetzt auch noch verschlossen.

Ganz Ähnliches gilt für einen weiteren Fruchtbarkeitstest, der mit der noch nicht identifizierten Pflanze mit dem Namen »Bededu-Ka« (*bddw-k3*) ausgeführt werden sollte.

»Das Erkennen einer Frau, die gebären wird, gegenüber einer
Frau, die nicht gebären wird.
Bededu-Ka-Pflanze, werde zerrieben, werde eingeschlossen in
Milch einer, die einen Knaben geboren hat, werde zu einem
Schluckmittel gemacht, werde geschluckt von der Frau.
Wenn sie erbricht, so gebiert sie. Wenn sie Blähungen bekommt,
so gebiert sie niemals.« (Bln 193, 194)

Der gleiche Test konnte auch ausgeführt werden, indem die
Substanz in die Vagina gegossen wurde.

Für die Nutzung der Pflanze »*Bededu-Ka*« als Mittel, um
die Fruchtbarkeit einer Frau zu prüfen, gibt es möglicherweise
einen magisch-religiösen Hintergrund, denn es bietet sich die
Übersetzung »Kugeln des Seth-Stieres« an, wobei die Kugeln
die Hoden bezeichnen würden, und ein anderer Text sagt, dass
die Pflanze »*Bededa-Ka*« aus dem Samen des Gottes Seth entstanden ist.[30] So ist in dem Namen der Pflanze schon eine Be-
ziehung zur Fruchtbarkeit gegeben und daraus resultierte ihre
Anwendung als Testmittel für die Empfängnisbereitschaft
einer Frau.

Möglichst früh wollte die Frau auch damals wissen, ob sie
nach einem Beischlaf schwanger geworden war, sie konnte es
folgendermaßen testen:

»Ein anderes Feststellen, dass eine Frau gebiert und dass sie
nicht gebiert. Gerste und Emmer-Weizen, es befeuchte die Frau
sie mit ihrem Harn jeden Tag...in zwei Beuteln.
Wenn sie alle beide wachsen, so wird sie gebären.
Wenn die Gerste wächst, bedeutet es ein männliches Kind.
Wenn der Emmer-Weizen wächst, bedeutet es ein weibliches Kind.
Wenn sie nicht wachsen, so gebiert sie nicht.« (Bln 199)

Die Überlegungen, die hinter diesem Schwangerschaftstest
stehen, beruhen auf den religiösen Vorstellungen der Osiris-
Mythologie. Dieser Gott war von seinem Bruder Seth ermor-
det worden. Durch magische Kraft konnte seine Frau und
Schwester Isis ihn so weit wiederbeleben, dass er einen Sohn,
Horus, zeugte. Horus wurde der Herrscher der Welt der
Lebenden, Osiris Herrscher der Verstorbenen in einer jenseiti-

gen Welt. Das jährlichen Absterben der Vegetation, die jeweils im nächsten Jahr zu neuem Leben erwachte, setzten die Ägypter mythologisch gleich mit dem Schicksal des Osiris – mit dessen Absterben und folgendem Aufleben. Das versinnbildlichen Darstellungen des Osiris (Abb. 61), aber auch die so genannten

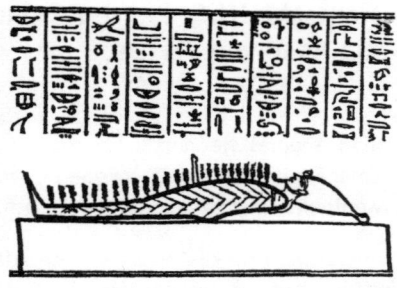

Abb. 61 *Osirisfigur mit keimendem Getreide als Sinnbild der Regeneration nach dem Tode*

Osirisbetten, kleine aus Erde geformte Osirisfiguren, in die Getreidekörner gesät waren. Nach dem Anfeuchten keimte das Getreide in Gestalt des Gottes Osiris. Gemäß dieser Vorstellungen musste Getreide, das mit dem Urin einer schwangeren Frau befeuchtet wurde, keimen, im Falle einer ausgebliebenen Schwangerschaft jedoch nicht.

Auch für die Angabe – keimt Gerste, wird es ein Junge, keimt Emmer-Weizen, wird es ein Mädchen – gibt es eine Erklärung. Im Altägyptischen ist das Wort für Gerste männlich, das für Emmer-Weizen weiblich.

Dieser Schwangerschaftstest hielt auch Einzug in die griechische und römische Medizin und über diese sogar in die deutsche Volksmedizin. So steht bei Franz Paullinis in seinem Buch von 1713 »Neuvermehrte heilsame Dreckapotheke« folgender Hinweis:[31]

»Mache zwo Gruben in der Erde, wirf in eine Gerste und in die andere Weizen, in beide gieße den Urin der Schwangeren. Schosst der Weizen ehe empor als die Gerste, so wirds ein Sohn, kommt aber die Gerste ehe empor, so hast du eine Tochter zu erwarten.«

Interessanterweise ist hier die Prognose bezüglich Getreideart und Geschlecht des zu erwartenden Kindes genau umgekehrt, denn im Deutschen ist das Wort Gerste weiblich und Weizen männlich.

Magische Hilfe bei der Geburt –
die Rose von Jericho

>»Ein anderes Heilmittel für das Lösen eines Kindes im Bauch
einer Frau: unterägyptisches Salz 1, weißer Emmer 1, sw.t-ḥm.t 1,
werde der Unterleib damit verbunden.« *(Eb 800)*

Die Geburt eines Kindes war im Alten Ägypten eine Zeit großer Gefahren. Kurz vor der Niederkunft begab sich die Wöchnerin in eine spezielle, im Garten errichtete Laube, die man mit Blumen geschmückt hatte. Magische Objekte wie Zaubermesser und Amulette sollten böse Dämonen fernhalten. Dort erwartet die Frau die Geburt, unterstützt von erfahrenen Frauen, denn die Geburtshilfe lag wohl vor allem im Aufgabenbereich älterer Frauen. Sie kannten auch die Heilkräuter, die den Frauen Erleichterung schaffen sollten. So kommt es, dass sich in den medizinischen Papyri nur eine geringe Anzahl von Rezepturen mit der Geburt eines Kindes beschäftigen. Der Arzt wurde vermutlich nur bei Problemfällen hinzugezogen.

Aus den wenigen Rezepten lässt sich keine Pflanze erkennen, die man als typisches Geburtshilfemittel ansprechen könnte, und doch hat es sie vermutlich gegeben.

Eine war sicherlich die in den Wüstengebieten Ägyptens wachsende Anastatica hierochuntina. Sie ist eine kleine holzige Pflanze, die sich bei Trockenheit zu einem faustgroßen Ball zusammenrollt und durch den Wind verbreitet wird. Bei Feuchtigkeit hat sie die Fähigkeit, die Zweige auszurollen, und es wachsen Blätter und Blüten daran (Abb. 62). Diese spezielle Fähigkeit, sich aus scheinbar abgestorbenem Zustand schnell zu regenerieren und zu neuem Leben auszuwachsen, hat der Pflanze ihren festen Platz in der ägyptischen Volksmedizin im Bereich der Geburtshilfe eingebracht – nicht eine spezielle geburtsfördernde pharmazeutische Eigenschaft. Noch heute wird gebärenden Frauen eine dieser Pflanzen in die Hand gegeben und ein Aufguss davon verabreicht. Der Brauch war schon im koptischen Ägypten verbreitet, dort hieß die Pflanze »Hand der Maria« und soll der Legende nach Maria bei der

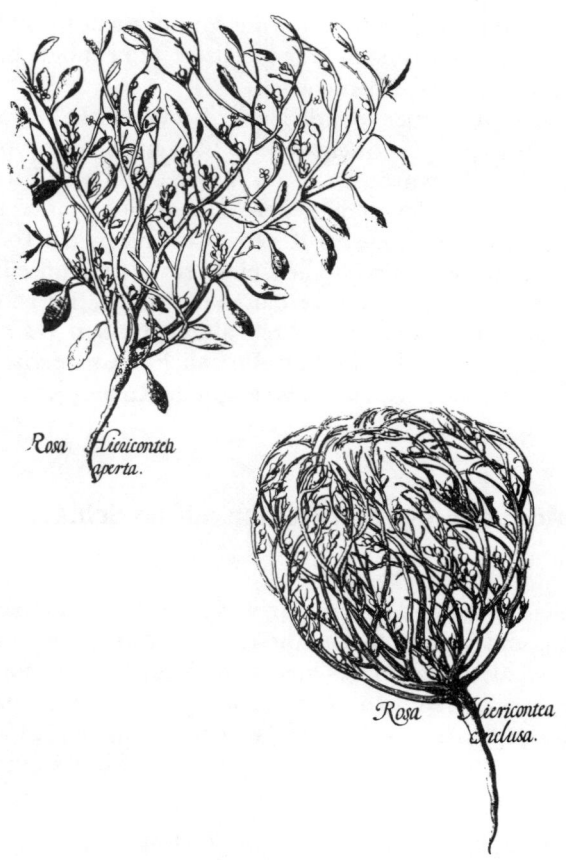

Rosa Hiericontch aperta.

Rosa Hiericontea inclusa.

Abb. 62 *Die Rose von Jericho (Anastatica hierochuntina) in geöffnetem und geschlossenem Zustand*

Geburt geholfen haben. Nach der Islamisierung des Landes wurde der Brauch beibehalten, nur erhielt die Pflanze jetzt den neuen Namen »Hand der Fatima«, der Tochter des Propheten Mohammed.

So ist es nicht erstaunlich, dass man in Antinoe eine Frauenmumie aus dem 4. Jahrhundert n. Chr. fand, die eine Anasta-

137

tica in der Hand hielt. Leider wurde die Mumie nicht so genau untersucht, dass festzustellen war, ob diese Frau möglicherweise im Kindbett verstorben war.

Das an der Anastatica deutlich werdende Festhalten an magischen Vorstellungen zu einzelnen Pflanzen in der ägyptischen Volksmedizin wurde auch an anderen Pflanzen beobachtet. So kann man davon ausgehen, dass gerade in pharaonischer Zeit, in der die Frage der Regeneration nach dem Tode, besonders deutlich im Osirismythos, eine zentrale religiöse Bedeutung hatte, das eigenartige Verhalten der Anastatica beobachtet wurde. Auch wenn wir ihren altägyptischen Namen nicht kennen, ist es doch sehr wahrscheinlich, dass sie wie in späteren Zeiten bei der Geburt eine magische Rolle spielte.

Gab Opium den Ägyptern einen süßen Schlaf?

Um es gleich vorweg zu sagen, wir wissen es bis heute nicht ganz genau, und bei Erscheinen dieses Buches mag die Situation schon wieder ganz anders aussehen als jetzt beim Schreiben. Viele Arbeiten sind zu diesem Thema schon erschienen, beginnend mit den ersten Übersetzungen des Papyrus Ebers. Dort wird eine Rezeptur zum Beruhigen eines Kindes aufgeführt:

> »Heilmittel für das Beseitigen von vielem Kindergeschrei: Körner der Schepen-Pflanze (špn), Kot von Fliegen, der an der Mauer ist; werde zu einer Masse gemacht, werde durchgepresst, werde getrunken vier Tage lang. (Es) hört schnell auf.«
>
> *(Eb 782)*

Aufgrund dieser Indikation wurde die *Schepen*-Pflanze mit Mohn übersetzt und in den Körnern sah man entweder Mohnsamen oder Opiumkügelchen.

Nun sind die Herren Ägyptologen sicher große Fachleute in der Übersetzung von alten Texten gewesen, doch sowohl von Botanik als auch Kinderpflege scheinen sie nicht sehr viel

Ahnung zu haben. Die Mohnsamen enthalten keine schlaf-fördernden Substanzen, sondern nur der in der Pflanzen enthaltene Milchsaft, das Opium. Um aber ein schreiendes Kind zu beruhigen, wird man nicht gleich zu Opium greifen, Tees, die den Magen-Darmbereich beruhigen, wären sicher angebrachter. Kinder mit Opium ruhig zu stellen, ist eine Erfindung des Industriezeitalters in England, wo die Mütter lange arbeiten mussten und nur unzureichende Zeit für die Betreuung ihrer Kinder hatten. Aus dem genannten medizinischen Text des Papyrus Ebers ist also keine Opiumnutzung in der altägyptischen Medizin nachzuweisen, und es gibt auch keine anderen Rezepturen, die ein schlafbringendes Mittel erwähnen.

Es gelingt auch nicht, den Anbau der Schlafmohnpflanze in Ägypten schon für die pharaonische Zeit aus den Darstellungen herauszulesen. Unzählige Abbildungen gibt es von dem schönen dunkelroten Klatschmohn (Papaver rhoeas L.), aber keine des zartlilafarbenen Schlafmohns, und die in der Ornamentik häufig vorkommenden kugeligen Früchte mit einem »Krönchen« auf der Oberseite sind meist Granatäpfel oder Früchte der beiden im Nil vorkommenden Seerosenarten. Auch die vor kurzem in vorgeschichtlichen Gräbern in Abydos gefundenen Tonmodelle von Früchten sind keine Schlafmohnkapseln sondern Lotusfrüchte.

Bisher gibt es keine gesicherte Funde von Blüten, Samen oder Kapseln des Schlafmohns aus dem pharaonischen Ägypten. Man sollte doch erwarten, dass die schönen Blütenblätter, genau wie die des Klatschmohns, zu Mumien-Blütengirlanden verarbeitet worden wären, wenn diese Blume in den damaligen Gärten gewachsen wäre.

Nichts deutet also darauf hin, dass die Ägypter in pharaonischer Zeit den Schlafmohn kultiviert hätten.

Entstanden ist der Schlafmohn (Papaver somniferum L.) aus der wild wachsenden Art Borstenmohn Papaver setigerum DC. Die frühesten Funde gibt es in Europa, wo vermutlich auch der Ursprung des Anbaus anzusetzen ist. Wann die Kultur der Pflanze das Ostmittelmeergebiet erreichte, wissen wir nicht genau, auf jeden Fall sind dort bisher noch keine Fun-

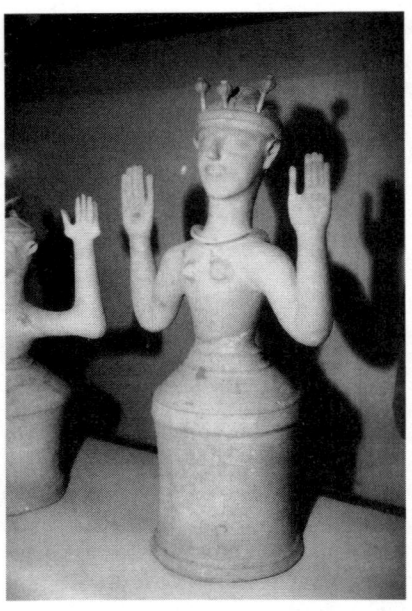

Abb. 63 *Figur einer Göttin mit Mohnkapseln als Kopfschmuck, Kreta 1400 – 1200 v. Chr.*

de, seien es Samen oder Fruchtkapseln, aus dem 2. Jahrtausend v. Chr. ausgegraben worden. Der einzige Beleg für den Anbau des Schlafmohns zu dieser Zeit ist die Tonfigur einer weiblichen Gottheit mit drei Mohnkapseln an einem Stirnband (Abb. 63). Die Figur stammt aus der Zeit 1400 – 1200 v. Chr. und wurde in Gazi in Kreta gefunden.

Man kann deshalb wohl davon ausgehen, dass sich von der Mitte des 2. Jahrtausends an der Anbau des Schlafmohns im Ostmittelmeerraum verbreitete.

Doch wann lernten die Menschen, nicht nur die Samen als schmackhafte Nahrung und Ölquelle zu nutzen, sondern auch die narkotischen Eigenschaften des Milchsaftes? Darüber schweigen bisher die Quellen.

Um den Milchsaft zu gewinnen, muss die Samenkapsel eingeritzt werden, der Saft quillt dann von selbst heraus und kann als klebrige Masse eingesammelt werden. Er enthält 25 verschiedene Alkaloide, von denen das Morphin und Codein die pharmazeutisch wichtigsten sind. Wird Opium gegessen, so bewirkt es Schmerzunempfindlichkeit und einen tiefen Schlaf.

In seiner Eigenschaft als Narkotikum war Opium in der griechischen Medizin weit verbreitet. Wie es damals durch Einschneiden der unreifen Samenkapsel gewonnen wurde, wird uns zuerst von Theophrast (370 – 287 v. Chr.), dann von Dioskuriodes beschrieben:

>»Es ist aber nicht unangebracht, die Art und Weise, wie man den (Milch-)Saft sammelt, zu beschreiben. Einige nämlich zerstoßen die Köpfe samt den Blättern und pressen sie in der Presse aus, reiben (den Saft) dann im Mörser und formen ihn zu Pastillen. Ein solcher heißt Mekonion, er ist schwächer als der (reine) Saft. Diejenigen, welche den (reinen) Saft gewinnen wollen, müssen nach dem Abtrocknen des Taues das Sternchen mit einem Messer umziehen, so dass es nicht in das Innere eindringt, und in gerader Richtung die Köpfchen an den Seiten oberflächlich einschneiden, dann die heraustretende Träne mit dem Finger in eine Muschel streichen.«*

(IV. Buch, Kap. 65)

Vermutlich ist die Technik der Opiumgewinnung durch Einritzen der Fruchtkapsel aber sehr viel älter, denn die Mohnkapseln von der Göttinnenfigur aus Kreta weisen schon Längsriefelungen auf.

Auf dieser Überlegung, dass man im Ostmittelmeerraum schon im 2. Jahrtausend v. Chr. durch Einritzen der Fruchtkapsel Opium gewonnen hatte, basieren die Vorstellungen von Merrillees[32] über einen umfangreichen Opiumhandel von Zypern aus nach Ägypten in der 18. Dynastie. Typische kleine bauchige Krüge der zypriotischen Keramik ähneln in ihrer Form einer umgedrehten Mohnkapsel am Stiel (Abb. 64). Diese Gefäße wurden in größerem Umfang nach Ägypten exportiert. Einige der zypriotischen Krüge sind mit einem Muster aus parallel verlaufenden Strichen bemalt. In ihnen sah Merrillees die Wiedergabe der Einschnitte einer Mohnkapsel zum Gewinnen des Opiums, und er folgerte, dass in diesen speziell geformten Gefäßen einst Opium gehandelt wurde. Nach der Häufigkeit der Funde dieser zypriotischen Krüge in ägyptischen Gräbern müsste der Verbrauch an Opium in Ägypten in der 18. Dynastie recht groß gewesen sein.

Nach diesen theoretischen Überlegungen war es ein folgerichtiger Schluss, Inhaltsreste aus den zypriotischen Gefäßen auf Opiumalkaloide hin zu untersuchen. Schon vor gut 100 Jahren hatte man geglaubt, in einem Gefäß, allerdings

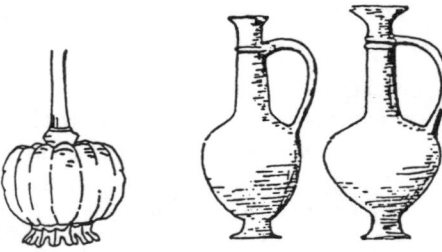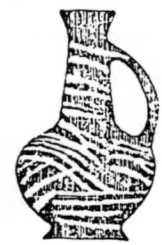

Abb. 64 *Mohnkapsel und in Ägypten gefundene zypriotische Gefäße*

keinem zypriotischen, aus dem Grab des Cha, dem Architekten von Amenophis III., Opiumreste chemisch nachweisen zu können. Neuere Untersuchungen haben jedoch gezeigt, dass dies nicht der Fall ist.[33] Heute sind allerdings die chemischen Analysemethoden sehr viel exakter und tatsächlich gelang es, in einem typischen zypriotischen Gefäß Reste einer Morphin enthaltenden Substanz nachzuweisen. Damit wäre eigentlich der Beweis erbracht, dass die Ägypter von der 18. Dynastie an in speziellen Gefäßen Opium aus Zypern importierten. Für den ganz skeptischen Wissenschaftler bleibt nur noch eine ganz kleine Unsicherheit bestehen, denn das untersuchte Gefäß wurde nicht bei einer dokumentierten Grabung gefunden, sondern aus dem Kunsthandel erworben.

In römischer Zeit war dann Ägypten eines der Hauptanbauländer von Mohn zur Opiumgewinnung, besonders geschätzt war das »Thebaicum«, das in Theben hergestellte Opium. Es wurde jedoch von den Römern nicht nur zu Heilzwecken verwendet, sondern diente in höheren Dosen auch als Gift, um unliebsame Mitmenschen zu beseitigen oder um auf schmerzlose Weise Selbstmord zu begehen.

In Ägypten blieb die Nutzung des Opiums in der Medizin weit verbreitet. Die uns erhaltenen koptischen medizinischen Rezepturen erwähnen es zwar seltsamerweise nur in der äußerlichen Anwendung, besonders häufig in der Augenheilkunde, eine Verwendung, die aber auch Dioskurides empfahl. Auf dem Kairoer Drogenbasar wurden 1930 noch getrocknete Mohnköpfe verkauft, deren Auszug als Mittel zum Auswaschen entzündeter Augen diente und als Umschlag bei Entzündungen. Möglicherweise haben wir bei den koptischen Rezepturen nur eine »Quellenlücke« bezüglich der inneren Anwendung. Prosper Alpin beschreibt den weit verbreiteten Genuss von Opium im Ägypten des 16. Jahrhunderts, wo es nicht nur als Heilmittel, sondern ganz bewusst als Rauschmittel genutzt wurde, um schöne Träume und einen süßen Schlaf zu haben. Die Abhängigkeit von der Droge nach langem Konsum wurde in Kauf genommen. Ein großer Teil der Opiumesser scheint jedoch nach Alpin aufgrund der langsamen Gewöhnung an höhere Dosen keine größeren körperlichen Schäden davongetragen zu haben. Mohn wurde damals in großen Mengen zur Opiumgewinnung in Ägypten angepflanzt, und auch Alpin hebt die besonders gute Qualität des Opiums aus Theben hervor. Heute spielt Ägypten als Opiumlieferant keine Rolle mehr.

Nachtschattengewächse – wirksame Heilmittel

Zur Familie der Nachtschattengewächse (Solanaceae) gehören eine ganze Reihe von Pflanzen mit starker pharmazeutischer Wirkung, und wir können davon ausgehen, dass sie auch in der altägyptischen Medizin eine wichtige Rolle spielten. Eine dieser Pflanzen, die Mandragora, die allerdings in Ägypten nicht wild wachsend anzutreffen ist, aber in den Gärten des Neuen Reiches als Gartenpflanze wuchs, wurde ja schon ausführlich behandelt. Allerdings ist von keinem Nachtschattengewächs der altägyptische Name bekannt, und so lässt sich ihre medizinische Verwendung in pharaonischer Zeit nicht aus den Texten herauslesen. Doch aufgrund des Vorkommens einiger Nachtschattengewächse in Ägypten und ihrer Nutzung in der heutigen Volksmedizin können wir

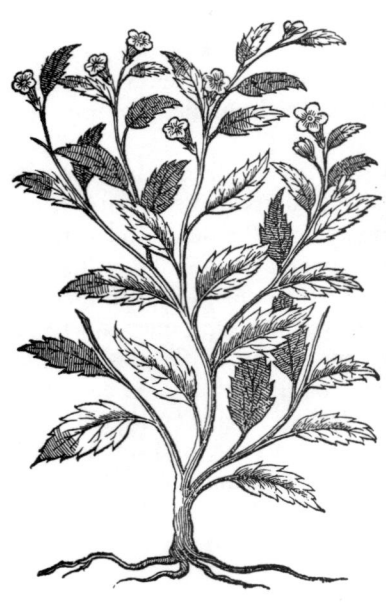

auf eine pharmazeutische Verwendung schon in der altägyptischen Medizin schließen.

Zur heimischen ägyptischen Flora gehört das Bilsenkraut, von dem zwei Arten als Heilpflanzen eine Rolle spielen. Im mediterranen Küstenstreifen und der nördlichen Arabischen Wüste wächst das Weiße Bilsenkraut (Hyoscyamus albus L.) (Abb. 65) und überall in Ägypten an sandigen Standorten ist das Ägyptische Bilsenkraut (Hyoscyamus muticus L.) (Abb. 66) anzutreffen. Beide Arten sind ausdauernde, 30 – 60 cm hohe, reich verzweigte Pflanzen mit etwa 2 cm langen

Abb. 65 *Weißes Bilsenkraut (Hyoscyamus albus L.)*

Blüten. Beim Weißen Bilsenkraut sind diese blassgelb mit einem schwarz-purpurfarbenem Grund, das Ägyptische Bilsenkraut hat weiß-violett gefleckte Blüten.

Alle Teile der Pflanze, besonders aber die Samen und Blätter, enthalten das Alkaloid Hyoscyamin und in geringerem Anteil die Alkaloide Atropin und Scopolamin. Diese Alkaloide haben eine anregende Wirkung auf das Nervensystem mit psychosomatischer Unruhe, teilweise führen sie zu euphorischen Zuständen und Halluzinationen. Hinzu kommen aber auch Übelkeit, Kopfschmerzen und Schwindelgefühl.

Das in Europa heimische Schwarze Bilsenkraut (Hyoscyamus niger L.) wurde seit der Antike als wichtiges Schmerzbetäubungsmittel in der Medizin genutzt. Es war neben Alraunen, Tollkirschen und Opium später ein Bestandteil von

Hexenmixturen, zum einen in Getränken, mit denen sich die Hexen selbst in Rauschzustände versetzten, aber auch in Geständnisdrogen, die in den Hexenprozessen zur Anwendung kamen.

Die in Ägypten wachsenden Bilsenkräuter haben eine ähnliche, wenn auch leicht abgeschwächte pharmazeutische Wirkung. Prosper Alpin und Johann Weslinger berichten, dass man in Ägypten vor allem die Samen des Weißen Bilsenkrautes als Rausch- und Schlafmittel benutzte. Das sind auch in der heutigen Volksmedizin die Hauptanwendungsbereiche, wobei neben den Samen auch Aufgüsse der Blätter verwendet werden. Das Rauchen der Blätter hilft bei Asthma.

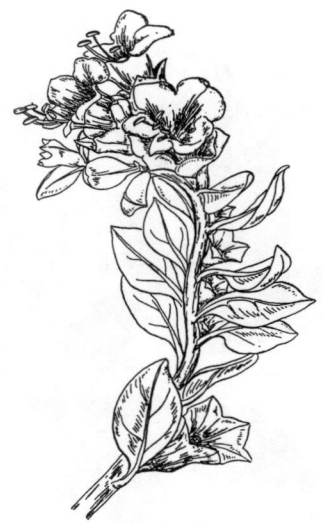

Abb. 66 *Ägyptisches Bilsenkraut (Hyoscyamus muticus L.)*

Ganz ähnlich genutzt wie das Bilsenkraut werden heute in Ägypten die Samen und Blätter des ebenfalls zu den Nachtschattengewächsen gehörenden Stechapfels (Datura stramonium L.), der überall in Gärten oder verwildert anzutreffen ist. Da seine Heimat aber Südamerika ist,[34] kommt seine Nutzung in der altägyptischen Medizin nicht in Frage.

Als leichtes Schlafmittel dienen seit alters her in der ägyptischen Volksmedizin die Wurzeln und Blätter der Withania somnifera (L.) Dunal. Bei diesem sehr verbreiteten Nachtschattengewächs handelt es sich um einen kleinen, bis etwa 80 cm hoch werdenden Busch. Sein besonderes Charakteristikum ist der papierdünne Kelch, der die rote, erbsengroße Beerenfrucht hüllenartig umschließt (Abb. 67).

Von diesen Beeren haben wir zahlreiche Funde aus dem Alten Ägypten, da man sie gern bis in römische Zeit als rote

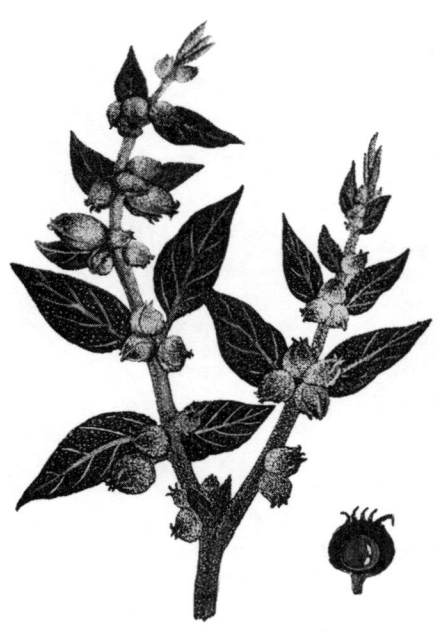

Abb. 67 *Withania somnifera (L.) Dunal*

Perlen in Blütengirlanden zum Schmuck der Mumien einarbeitete. Wir finden sie aber auch in den Blüten-Halskragen, die bei Festen getragen wurden. Davies entdeckte mindestens sechs davon in einer Grube außerhalb des Grabes des Tutanchamun, von denen heute noch drei erhalten sind und sich im Metropolitan Museum New York befinden.[35] Diese Kragen schmückten sicher einst die Gäste bei der Totenfeier für den verstorbenen Pharao Tutanchamun und wurden dann nach Abschluss der Bestattungsfeierlichkeiten rituell vor dem Grab beigesetzt. Außer Reihen von Blüten und Blättern, die auf eine Papyrusunterlage aufgenäht sind, enthalten sie mehrere Stränge von aufgefädelten Withania-Beeren (Abb. 68).

Vermutlich nutzte man in pharaonischer Zeit jedoch nicht nur die Beeren dieses Nachtschattengewächses als Schmuckperlen, sondern, wie noch heute in Ägypten, auch die Pflanze selbst in der Heilkunde. Dort kommen die Wurzeln, wie es schon Alpin beschrieb, als Schlafmittel und Sedativum zur Anwendung, sie sollen auch die Fruchtbarkeit der Frauen fördern und daneben werden zermahlene Blätter und Wurzeln bei Verbrennungen, Schlangenbissen und Skorpionsstichen auf die Wunde aufgetragen.

Die einzelnen pharmazeutisch wirksamen Bestandteile der

146

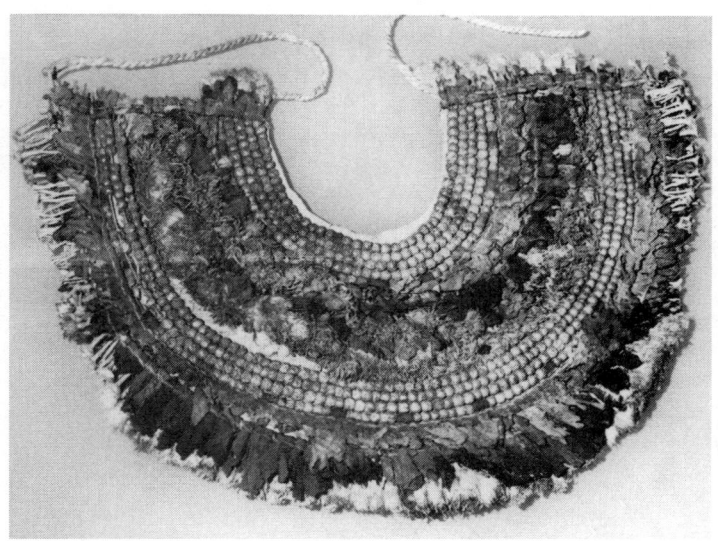

Abb. 68 *Blütenhalskragen von der Bestattungsfeier des Tutanchamun*

Pflanze sind noch nicht alle chemisch analysiert. Nach neueren Untersuchungen enthält sie neben einigen Alkaloiden auch Steroid-Lactone, von denen das Withaferin A eine bakterizide und auf das Wachstum von Tumoren hemmende Wirkung hat.[36]

Auch die nahe verwandten Arten Grauer und Schwarzer Nachtschatten (Solanum incanum L. [Abb. 69] und S. nigrum L.) finden ganz ähnliche Verwendung in der heutigen ägyptischen Volksmedizin, vor allem äußerlich bei Hauterkrankungen.

Durch chemische Untersuchungen von Mumiengeweben ist ein weiteres Nachtschattengewächs im Alten Ägypten in die Diskussion gekommen, und zwar der Tabak. Svetlana Balabanova hatte bei acht Mumien aus der Zeit um 1070 v. Chr. – 400 n. Chr. in Haarproben, Körpergewebe und Knochenmaterial das Alkaloid Nikotin nachgewiesen.[37] Da in der Mumie von Ramses II. bei deren Untersuchung 1975 in Paris

147

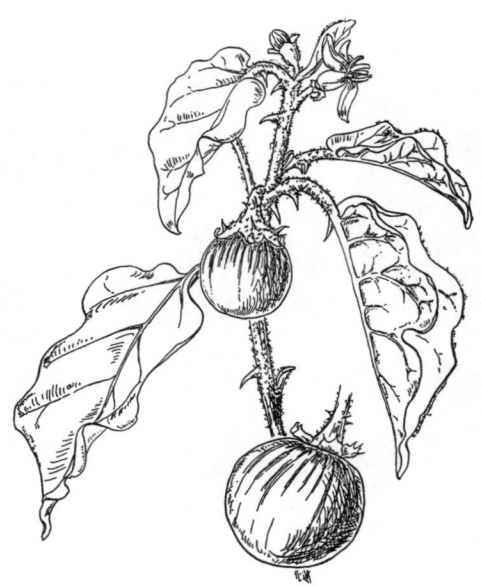

Abb. 69 *Grauer Nachtschatten (Solanum incanum L.)*

auch ein Stück von einem Tabakblatt gefunden worden war[38] und im Grab des Tutanchamun Reste von Tabakkäfern (Lasiodenna serricome),[39] sah sie die Nutzung der Tabakpflanze bereits in pharaonischer Zeit als bewiesen an. Auch Pfeifen sollen bereits im Alten Ägypten in Gebrauch gewesen sein.[40]

Diese Feststellung war mehr als überraschend, denn bekanntlich ist Tabak mit seinen beiden Arten Nicotiana tabacum L. und N. rustica L. in der Neuen Welt beheimatet und gelangte erst 1560 nach Europa und Anfang des 17. Jahrhunderts nach Afrika.[41] An den Haar-, Gewebe- und Knochenproben der gleichen Mumien entdeckte Balabanova weiterhin Spuren von Kokain, das in den Blättern des ebenfalls in Südamerika wachsenden Coca-Strauches enthalten ist, und THC, den Hauptwirkstoff des Haschisch.[42]

Diese Untersuchungsergebnisse wurden vor allem von der Presse, weniger den Wissenschaftskollegen, mit großem Interesse aufgegriffen. War nun der Beweis erbracht, dass die Ägypter bereits in pharaonischer Zeit große Mengen an Rauschmitteln konsumierten und möglicherweise doch schon Handelsbeziehungen mit Südamerika unterhielten? Mit Schlussfolgerungen muss man allerdings sehr vorsichtig sein und die Belege für Tabak im pharaonischen Ägypten sorgfältig prüfen. Beginnen wir mit den Tabakkäfern im Grab des Tutanchamun. Nichts beweist, dass diese Schädlinge zusammen mit den Lebensmittelbeigaben bei der Bestattung des Tutanchamun ins Grab gelangten. Während der Bergungsarbeiten unter Carter war das Grab offen und rezentes Ungeziefer konnte ohne Schwierigkeiten hineingelangen. Die Insektenkunde geht davon aus, dass dieser in Südamerika heimische Käfer zusammen mit Tabakblättern einst von dort nach Afrika und Europa eingeschleppt wurde.[43]

Auch die Anwesenheit des winzigen Stückes eines Tabakblattes in der Mumie von Ramses II. ist kein Beweis, dass man zu seiner Zeit Tabak in Ägypten anbaute. Während des Auswickeln der Mumie 1886 oder später im Museums kann es leicht in die Mumie gefallen oder geweht und dort mit der harzigen Balsamierungsmasse verbacken sein. Der Mumifizierungsschnitt in der Bauchdecke, durch den die Balsamierer einst die Eingeweide entfernt hatten, ist sehr lang und klafft auseinander. Einen Beleg für die Annahme, dieses Stück Tabakblatt sei modern, lieferte eine Pollenanalyse. Man fand neben Pflanzen der heimischen ägyptischen Flora auch Pollen von Baumwolle (Gossypium) und Hanf (Cannabis),[44] beides wichtige Kulturpflanzen Ägyptens am Ende des vorigen Jahrhunderts. Sie wurden aber in pharaonischer Zeit noch nicht angebaut.

Die von Balabanova ohne Abbildung angeführten Tonpfeifen aus Abu Roasch des Alten Reiches lassen sich durch literarische Zeugnisse nicht belegen.

Schwierig zu beurteilen ist nun der chemische Nachweis von Nikotin an Mumiengeweben. Als mögliche Erklärung würde man vermuten, eine in Ägypten heimische Pflanze, die in größerem Umfang konsumiert wurde, hätte auch das Alkaloid Nikotin enthalten. Doch darüber ist nichts bekannt.

Hinzu kommt der gleichzeitige Nachweis von Kokain und THC, der das gesamte Ergebnis dieser Mumienuntersuchung in Frage stellt.

Bier, Wein und Dattelsaft – damit das Zeug genießbar ist

Bier gehörte im Alten Ägypten zu den Grundnahrungsmitteln, das neben Brot auch jedem Arbeiter in ausreichendem Maße zugeteilt wurde. Die Herstellung von Brot wie auch die von Bier aus Getreide stimmt in einigen Produktionsschritten überein und ist in mehreren Gräbern auch zusammen dargestellt. Dies führte dazu, dass man – überwiegend auf der Grundlage dieser Abbildungen – die Technik der altägyptischen Bierherstellung rekonstruierte und annahm, man hätte zuerst nur leicht angebackene Braubrote, vor allem aus Gerste, hergestellt, diese dann zerkleinert und für einen Fermentierungsvorgang mit Wasser versetzt, anschließend durchgesiebt und das so entstandene Bier dann in Krüge abgefüllt.[45]

Aufgrund neuerer archäologischer Untersuchungen muss dieses Bild etwas revidiert werden.[46] Anscheinend haben die Ägypter doch keine angebackenen Braubrote für die Bierherstellung verwendet. Man nahm eine Portion nur kurz angekeimter Gerste oder Emmer, diese wurde zermahlen und Wasser zugesetzt. Eine zweite Portion des Getreides, angekeimt oder nicht, zermahlen, durchlief in einem großen, beheizbaren Bottich einen Erwärmungsprozess. Beide Produkte schüttete man dann zusammen. Die aus den Keimen frei gewordenen Enzyme wandelten die Stärke des Getreides in Zucker um. Das Erwärmen förderte den ganzen Vorgang. Die Masse wurde nun durchgesiebt, und die in der Flüssigkeit vorhandenen Hefen bewirkten die Zersetzung eines Teiles des Zuckers in Alkohol. Das Bier war fertig und konnte in Tonkrüge abgefüllt werden, die man mit einem großen Lehmkloß verschloss.

Dieses Bier, ägyptisch *Henket* (*ḥnḳ.t*), war nicht nur ein wichtiges Nahrungsmittel, sondern in der Medizin auch die gebräuchlichste Flüssigkeit, um einzunehmende Heilmittel zu transportieren. Meist wurde dafür »süßes Bier«, ägyptisch »*Henket nedjem*«, verwendet. Hierbei handelte es sich vermutlich um Bier, dem die süßen Hülsen des Johannisbrotbaumes (Ceratonia siliqua L.), ägyptisch *Nedjem* (*nḏm*), beigemengt waren. Erstaunlicherweise finden wir ansonsten die Früchte des Johannisbrotbaumes nur noch ein einziges Mal in den medizinischen Texten erwähnt und zwar in einer Rezeptur zum »Töten des *Pened*-Wurmes«. Süßes Bier wurde in der medizinischen Anwendung nicht nur getrunken, sondern es diente auch bei Rektaleingüssen als Trägersubstanz.

Äußerlich kamen noch einige Substanzen des Bieres zur Anwendung, die wir aber nicht genau identifizieren können, so der Bodensatz und wohl auch der Schaum des Bieres.

War Bier als Getränk jedermann zugänglich, so verhielt es sich beim Wein ganz anders. Er war ein Getränk der höheren Schichten. Bereits seit vordynastischer Zeit kam Wein, abgefüllte in speziellen Amphoren, als Importprodukt von Palästina nach Ägypten. Doch bereits zu Beginn der ägyptischen Geschichte lernten die Ägypter auch selbst den Weinstock (Vitis vinifera L.) zu kultivieren und aus den Trauben Wein herzustellen. Die Hauptanbaugebiete lagen im Delta, später gab es auch eine größere Weinproduktion in den Oasen.

Zahlreiche Grabmalereien vom Alten Reich an zeigen uns den Ablauf bei der Weinproduktion (Abb. 70). Die reifen, dunkelblauen Trauben werden vom Spalier gepflückt, in einem großen Bottich zertreten und entweder dort oder in großen, offenen Tongefäßen einer ersten Gärung überlassen. Die so entstandene Flüssigkeit presste man in einer Sackpresse aus und füllt sie in Amphoren, die noch mit zwei Luftlöchern versehen waren, denn jetzt lief in den Gefäßen ein zweiter Gärprozess ab. Erst wenn dieser beendet war, verschlossen die Winzer den Tonkrug und beschrifteten ihn mit Angaben über den Jahrgang, die Lage des Weingutes und die Qualität des Weines.

Auch wenn uns einige Darstellungen den übermäßigen Ge-

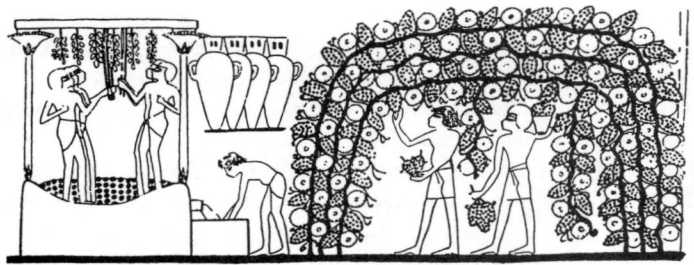

Abb. 70 *Weinherstellung, Grab des Nacht, 19. Dynastie*

nuss von Wein *Irep* (*irp*) bei großen Festen zeigen, haben die altägyptischen Ärzte den Wein in der Medizin sehr maßvoll eingesetzt. In keiner Rezeptur finden wir Hinweise, dass etwa zum Betäuben von Schmerzen ein mit Wein erzeugter Rausch Linderung bringen sollte. Die größte Menge, die verordnet wird, ist $^1/_3$ l verteilt auf vier Tage, sicher nicht genug, um die Schmerzempfindlichkeit herabzusetzen.

In der medizinischen Anwendung hatte Wein aber mehrere Vorteile. Es war ein kostbares Produkt, das den Göttern geopfert wurde und als Getränk nicht jedermann zugänglich. Damit hatte es einen hohen Placeboeffekt.

Der im Wein enthaltene Alkoholanteil löste in den Drogengemischen einige Substanzen besser als Bier oder Wasser.

In geringen Mengen eingenommen führt Wein zu einem Verlust an Körperwärme durch die Erweiterung der Blutkapillaren unter der Haut. Die stärker von Blut durchpulste Haut fühlt sich zwar wärmer an, die Körpertemperatur sinkt aber leicht, weil die Wärme durch die Haut nach außen abgegeben wird. Dieser Effekt bedeutete sicherlich für den Patienten in manchen Fällen eine Erleichterung.

Aus diesen Gründen nahm der Arzt in einer großen Anzahl von Rezepturen an Stelle des üblichen Bieres Wein als Lösungsmittel für seine Heilmittelmischungen. Eine spezielle Nutzung des Weines als Rauschmittel oder Desinfektionsmittel in der Wundbehandlung lässt sich aus den Texten nicht rekonstruieren.

Auch aus den Datteln stellten die Ägypter ein Getränk her, es trug den Namen *Sermet* (*srm.t*). Ob es vergoren war oder nicht, lässt sich nicht sagen. Es wird allerdings im Vergleich zu Bier und Wein nicht so häufig in der Medizin verwendet. Wir finden *Sermet* sowohl in Heiltränken zum Behandeln des Bauches als auch, dann wohl in einer dickeren Konsistenz, als Mittel zum Einreiben bei Versteifungen, Schwellungen, der Behandlung der »Gefäße« und Verbrennungen.

Außer dem Getränk *Sermet* gibt es in den medizinischen Texten noch ein weiteres Produkt aus Datteln, das vielleicht eine Art Dattelsirup war. Jedoch scheint es ein ganz spezielles, nur zu pharmazeutischen Zwecken hergestellter Saft gewesen zu sein, denn er wird ausschließlich in den medizinischen Texten erwähnt und nicht in wirtschaftlichen Abrechnungen. Diesen *Beniu*-Sirup (*bniw*) nahmen die altägyptischen Ärzte allerdings nur sehr selten als Grundlage für einzunehmende Heilmittel. Seine Hauptverwendung lag in der äußerlicher Anwendung, bei Schwellungen, eitrigen Entzündungen, Steifheit und auch zum Beseitigen von »Striemen eines Schlages«.

Leinen – der Verbandsstoff par excellence

Die kunstvoll in Leinenstreifen eingewickelten Mumien (Abb. 71) geben uns ein deutliches Bild, wie hoch entwickelt auch die Verbandstechniken der altägyptischen Ärzte gewesen sein müssen. Alle Mumienbinden waren aus der Flachsfaser, dem Leinen, gefertigt und das gleiche Material nutzte man sicherlich auch zum Verbinden von Wunden oder Umschlägen mit Heilmitteln.

Schon in vorgeschichtlicher Zeit kam der Lein (Linum usitatissimum L.) als Kulturpflanze aus dem palästinensischen Raum nach Ägypten. Älteste Funde von Leinsamen und Leinengewebe stammen in Ägypten aus dem 4. Jahrtausend v. Chr.

Die etwa 1 m hoch wachsende, einjährige Pflanze des Kul-

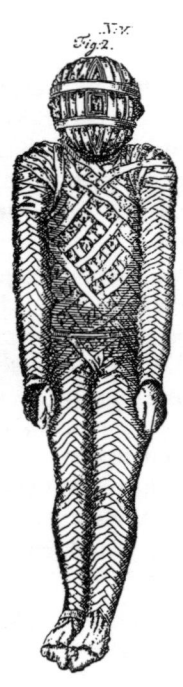

Abb. 71 *Kunstvoll mit schmalen Leinenstreifen eingewickelte Mumie*

turleines trägt blaue Blüten und bei Reife kugelige Fruchtkapseln mit sechs bis sieben Samen. Diese enthalten einen hohen Anteil an fettem Öl, das leicht trocknet und deshalb, außer als Speiseöl, in Europa später gern als Lackfirnis in der Ölmalerei benutzt wurde. Aus dem alten Ägypten ist jedoch diese Verwendung nicht belegt. Die Samenschalen bilden in Wasser Pflanzenschleime und das darin enthaltene Blausäureglykosid Linamarin hemmt die Ausbreitung von Fäulnisbakterien im Darm. Außerdem fördern Leinsamen den Stuhlgang.

Um die Fasern der Leinpflanze für die Textilverarbeitung zu gewinnen, werden die reifen Pflanzen aus dem Boden gerissen und in Wasser eingelegt, damit Bakterien die Zellwände auflösen können. Erst danach lassen sich die Fasern aus dem Stängel herauslösen, um anschließend versponnen und verwebt zu werden. Der Prozess der Flachsfasergewinnung und -verarbeitung bis zum fertigen Textil ist in zahlreichen Grabmalereien dargestellt.

In der Medizin wurde der Lein, ägyptisch *Mehi* (*mḥj*), hauptsächlich als Verbandsstoff verwendet, darüber hinaus spielte er anscheinend nur eine sehr geringe Rolle. Das aus den Samen zu gewinnende Öl wird ebenso wenig erwähnt wie die Wirkung der Leinsamen oder die Nutzung der Leinsamen als abführendes und bei Darminfektionen nützliches Mittel. Lediglich vier Rezepte beschreiben die äußerliche Anwendung der Samen zur Behandlung eines Blutergusses, eines entzündeten Nagels, bei »Hitze im Unterleib« und »für die Weichheit eines Gefäßes« und die Blätter sind zusammen mit zwei nicht bekannten Heilmitteln Bestandteil eines Rektalzäpfchens, um »*Benut*-Geschwüre« im After zu kurieren.

Honig – ein Allheilmittel

Auch wenn Honig nicht unter den Begriff Heilpflanzenprodukte fällt, soll hier auf seine Verwendung in der altägyptischen Medizin kurz eingegangen werden. Honig, ägyptisch *Bit* (*bi.t*), war das vom altägyptischen Arzt am häufigsten benutzte Heilmittel. Wir finden seine Verordnung in über 500 Rezepturen. Fast hat man den Eindruck, eine Mixtur wäre nach damaligen Vorstellungen nur komplett, wenn sie auch Honig enthielt.

Die Ägypter sammelten den Honig von wild lebenden Bienenvölkern, verstanden sich aber bereits vom Alten Reich an auch auf die Bienenzucht. Dabei wurden die Bienen in länglichen Tongefäßen gehalten, und die Ernte des Honigs, teilweise unter dem Schutz von Räuchermitteln, ist in den Wandmalereien einiger Gräber dargestellt (Abb. 72).

Medizinisch angewandt finden wir den Honig sowohl in innerlichen wie äußerlichen Verordnungen, aber auch als Bestandteil von Einläufen. Bei den einzunehmenden Rezepturen war Honig wohl vor allem eine süße, wohlschmeckende Grundlage für andere, nicht so angenehm zu schluckende Substanzen. Die äußerliche Anwendung zeigt jedoch einen ganz deutlichen Schwerpunkt in der Behandlung von Augenerkrankungen und der Wundversorgung.

Honig als hoch geschätztes Heilmittel finden wir später auch in der griechischen Medizin, und bis zur Einführung von Antibiotika zur Behandlung von entzündeten Wunden war ein Bestreichen mit Honig gebräuchlich.

Durch die Entwicklung von antibiotisch resistenten Bakterienstämmen hat sich in den letzten Jahren die medizinische Forschung an dieses alte Heilmittel erinnert. In mehreren Forschungsprojekten wurden die hervorragenden antibiotischen und wundheilenden Eigenschaften des Honigs bestätigt und somit letztlich auch die häufige Anwendung in der altägyptischen Medizin.

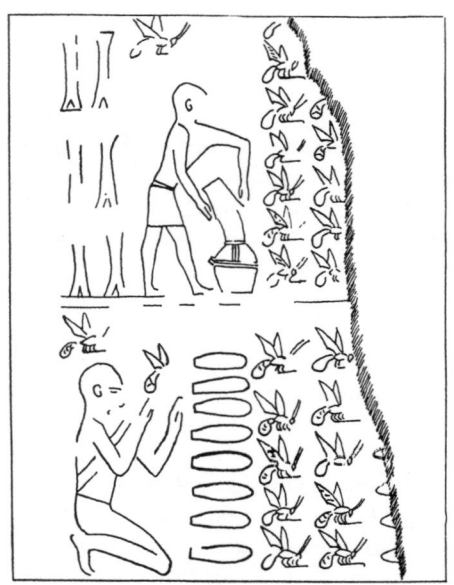

Übernahmen die Ärzte der klassischen Antike medizinisches Wissen von ihren altägyptischen Kollegen?

Diese in zahlreichen medizinhistorischen Arbeiten aufgeworfene Frage können wir eindeutig mit ja beantworten, nur ist weiterhin sehr umstritten, in welchem Ausmaß dies geschah. Neuere Arbeiten, unter anderem die Dissertation von Stephan,[47] haben gezeigt, dass einige medizintheoretische Überlegungen der altägyptischen Ärzte in die Werke der antiken griechischen Ärzte einflossen.

Allerdings muss bezweifelt werden, dass griechische Ärzte bei ihrem Besuch des damaligen wissenschaftlichen Zentrums Alexandria mit seinen medizinischen Schulen originale altägyptische medizinische Papyri studiert haben. Dazu war die

Sprachbarriere doch wohl zu hoch, denn die hieroglyphische und hieratische Schrift sind zu kompliziert, um von den fremden Wissenschaftlern in kurzer Zeit erlernt zu werden. Da sie die altägyptischen Texte nicht lesen konnten, mussten sie sich entweder mit griechischen Übersetzungen begnügen, oder sie waren auf mündliche Informationen ihrer ägyptischen Kollegen angewiesen.

Ohne große Probleme konnten nach Ägypten reisende Ärzte allerdings selbst beobachten, wie die Heilkunde in griechisch-römischer Zeit praktiziert wurde, vor allem, welche Heilpflanzen die Ärzte gegen spezielle Erkrankungen einsetzten. In gleicher Weise arbeitete später Prosper Alpin am Ende des 16. Jahrhunderts und hinterließ uns mit seinen ausführlichen Beschreibungen der ärztlichen Tätigkeiten ein Dokument der ägyptischen Medizin seiner Zeit.

Dass viele altägyptische Heilpflanzen von pharaonischer Zeit an über die griechisch-römische und koptische Epoche hin verwendet wurden und noch in der heutigen ägyptischen Volksmedizin eine wichtige Rolle spielen, wurde mehrfach erwähnt.

Doch wie viel Neues haben nun die griechischen Ärzte tatsächlich von ihren ägyptischen Kollegen erfahren? Für viele Pflanzen, die sowohl zur Flora des Mittelmeeresraumes als auch der des Niltales gehören, können wir heute nicht mehr sagen, ob die griechischen Ärzte das Wissen um ihre Heilkraft von den Ägyptern übernommen haben oder durch eigene Erfahrung zur gleichen Erkenntnis gekommen sind.

Anders sieht es jedoch bei Pflanzen aus, die ausschließlich in Ägypten wachsen oder durch den Handel über Ägypten nach Europa gelangten. So wurden erstaunlicherweise die Blätter des Wassersalates (Pistia stratiotes L.), von denen keine speziellen pharmazeutischen Eigenschaften bekannt sind, sowohl von Plinius als auch Dioskurides als gutes Mittel zum Schließen einer Wunde aufgeführt, eine Anwendung, über die auch noch Alpin berichtet. Allerdings wächst dieses schwimmende, rosettenförmig wachsende Aronstabgewächs (Abb. 73) nicht in Europa, es ist am Nil heimisch. In diesem eindeutigen Fall kann man davon ausgehen, dass griechische oder römische

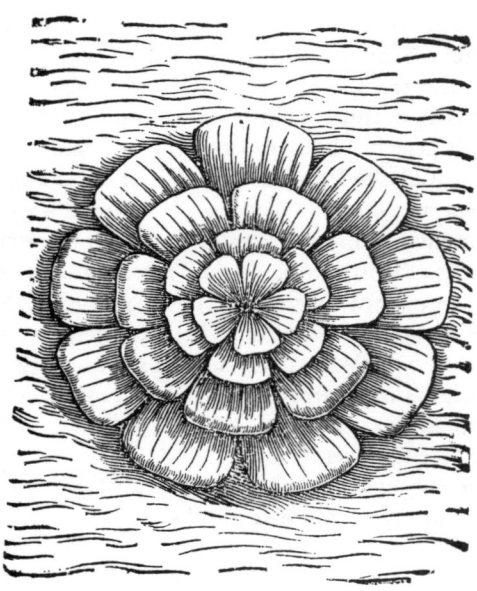

Abb. 73 *Wassersalat (Pistia stratiotes L.)*

Ärzte ihren altägyptischen Kollegen zusahen, wie diese Pistia als Heilpflanze nutzten, und dann Wissen und Pflanzen mit in ihre Heimat nahmen.

Das Gleiche gilt auch für das Holz des Afrikanischen Ebenholzbaumes, das nach Europa über Ägypten importiert werden musste. Die Verwendung dieses schwarzen Holzes als Heilmittel bei Augenerkrankungen in der griechisch-römischen Medizin zeigt deutlich eine Übernahme aus der altägyptischen, da sich die Verwendung des Holzes bei dieser speziellen Indikation nur aus der altägyptischen Sitte des kultischen Schminkens des Auges erklären lässt.

Wir können aber auch erkennen, dass die griechischen Ärzte ihre eigenen Erfahrungen mit einzelnen Heilpflanzen kritisch mit den ägyptischen Vorstellungen verglichen. Dies wurde an der Lattichpflanze deutlich. Aus religiösen Gründen galt sie im Alten Ägypten als ein Symbol für männliche Fruchtbarkeit.

158

In der griechischen Medizin hingegen war ihre tatsächliche pharmazeutische Wirkung, die Dämpfung des Sexualtriebes, bekannt.

Leider lässt sich nur bei ganz wenigen Arzneipflanzen erkennen, dass griechische Ärzte ihre medizinische Anwendung in Ägypten beobachtet und gelernt hatten und dann für die eigene Praxis übernahmen. Grundlegende Untersuchung zu diesem Thema scheitern von vorn herein an der Unsicherheit bei der Deutung altägyptischer Pflanzennamen, und so müssen wir uns mit einigen wenigen Beispielen begnügen.

Dennoch können wir davon ausgehen, dass altägyptische Erfahrungen um die Wirkung einzelner Heilpflanzen nicht mit dem Ende des Pharaonenreiches vollständig verloren gegangen sind. Ein großer Teil lebt in der ägyptischen Volksmedizin bis in unsere Zeit hinein weiter, und zumindest ein kleines Quäntchen übernahm auch die antike griechisch-römische Medizin. So begegnet uns sicherlich in der heutigen europäischen Heilpflanzenkunde altägyptisches Wissen um die pharmazeutische Wirkung einiger Arzneimittelpflanzen – ohne dass wir seine Herkunft kennen.

Anhang

Erläuterungen

1 Zitiert nach der Übersetzung von Elmar Edel, Ägyptische Ärzte und ägyptische Medizin am hethitischen Königshof. Neue Funde von Keilschriftbriefen Ramses II. aus Bogazköy, Opladen 1976.

2 R. B. Parkinson, in: British Museum Occasional Paper Number 123, London 1999, 51 f.

3 W. J. Tait, in: Carsten Niebuhr Institute Publications 15, Kopenhagen 1991, 47 f.

4 Wolfgang Helck, Untersuchungen zu den Beamtentiteln des ägyptischen Alten Reiches, Ägyptologische Forschungen Heft 18, Glückstadt bei Hamburg/New York 1954, S. 28.

5 Kolta und Tessenow, in: ZÄS 127, 2000, S. 38 f.

6 Miller, in: JEA 75, 1989, S. 249 f.

7 Jaroslav Černy, Hieratic Inscriptions from the Tomb of Tut^cnkhamūn, Tut^cnkhamūn's Tomb Series II, Oxford 1965, 6.

8 R. J. Lichtenberg et A. C. Thuilliez, in: Lionel Balout et C. Roubet ed., La Momie de Ramsès II, Paris 1985, S. 86/87; A. Plu, in op. cit., S. 166 f.

9 René Cappers, in: Marijke van der Veen ed., The Exploitation of Plant Resources in Ancient Africa, New York/Boston/Dordrecht/London/Moskau 1999, 185 f.

10 Crum, in: ZÄS 60, S. 103 f.

11 Davies and Faulkner, in: JEA 33, 1947, S. 40 f.

12 Serge Sauneron, Rituel de l'Embaumement, Kairo 1952, S. 23, 7,2.

13 Georg Schweinfurth, in: A. Engler, Botanische Jahrbücher Bd. 55, Leipzig 1919, S. 464 f.

14 Nathalie Beaux, Le cabinet de curiosités de Thoutmosis III, Orientalia Lovaniensisa Analecta 36, Leuven 1990, 88 f.

15 Gerhard Madaus, Lehrbuch der Biologischen Heilmittel, Leipzig 1938, Nachdruck Ravensburg 1987, Bd. III, 607.

16 Zitiert nach William Kelly Simpson ed., The Literature of Ancient Egypt, New Haven/London 1973, S. 214.

17 Papyrus Salt 825 II 3, nach der Übersetzung von Phillippe Derchain, Le Papyrus Salt 825, Brüssel 1965.

18 Karl Ruß, Warenkunde für die Frauenwelt, Arznei-, Farbwaren und Schönheitsmittel, Breslau 1869.

19 Hans Dieter Neuwinger, African Traditional Medicine, Stuttgart 2000, S. 129; Ghazanfar, Arabian Medicinal Plants, 1994, S. 141 f.

20 Keimer, in: BIFAO 31, 1931, S. 177 f.

21 Frederik Ludvig Norden, Travels in Egypt and Nubia, London 1757, Bd. I, S. 50.

22 Percy E. Newberry, El Bersheh I, London 1894, Pl. XXIX.

23 Übersetzung nach Adolf Erman, Ägypten und ägyptisches Leben im Altertum, Tübingen 1923, S. 610.

24 James Bruce, Travels to Discover the Source of the Nile, Edinburgh 1804, Vol. VII, S. 131 f.

25 James Bruce, Travels to Discover the Source of the Nile, Edinburgh 1804, Vol. VII, S. 334.

26 Nach der Übersetzung von Adolf Erman, in: Amtliche Berichte aus den Königlichen Kunstsammlungen, Berlin 1918 – 1919, Bd. 40, S. 62 f.

27 Nach der Übersetzung von Helmut Brunner, in: Lexikon der Ägyptologie, herausgegeben von Wolfgang Helck und Eberhard Ott, Wiesbaden 1975, Bd. I, S. 827.

28 Zitiert nach Christian Leitz, Medical Papyri of the British Museum, London 2000, S. 115.

29 Erica Reiner, in: Zeitschrift für Assyriologie, Bd. 72, 1982, S. 126.

30 Westendorf, Handbuch der altägyptischen Medizin, Leiden/Boston/Köln 1999, S. 498.

31 Zitiert nach Christian Leitz, in: Heilkunde und Hochkultur I, Münster 2000, S. 137.

32 Merrillees, in: Antiquity 36, 1962, S. 287 f.

33 Koschel.

34 Naomi Feinbrun-Dothan, Flora Palaestina III, Jerusalem 1978, S. 168.

35 Germer, in: Miscellanea Aegyptologica, Altenmüller/Germer (Hg.), Hamburg 1989, S. 89 f.

36 Shahina A. Ghazanfar, Handbook of Arabian Medical Plants, Boca Raton, Ann Arbor/London/Tokyo 1994, S. 202.

37 Svetlana Balabanova, Die Geschichte der Tabakpflanze, Seeheim-Jugenheim 1997.

38 R. R. Paris/D. Drapier-Laprade, in: Lionel Balout/C. Roubet (Hg.), La Momie de Ramsès II, Paris 1985, S. 196 ff.

39 A. Alfieri, in: Bulletin de la Société Royale Entomologique d'Égypte, Kairo 1931, Bd. 24, S. 188 ff.

40 Svetala Balabonova, op. cit. Anm. 4, S. 63.

41 Hans Dieter Neuwinger, Afrikanische Arzneipflanzen und Jagdgifte, Stuttgart 1994, S. 760.

42 Ulrike Anna Seiberling, Drogen im Alten Ägypten, Magisterarbeit an der Ludwig-Maximilians-Universität München, 1993.

43 M. E. Kislev, in: Jane M. Renfrew (Hg.), New Light on Early Farming, Edinburgh 1991, 121 f.

44 A. Leroi-Gourhan, in: Lionel Balout/C. Roubet (Hg.), La Momie de Ramsès II, Paris 1985, S. 162 f.

45 Wolfgang Helck, Das Bier im Alten Ägypten, Berlin 1971.

46 Samuel, in: Ancient Egyptian Materials and Technology, S. 537 f.

47 Joachim Stephan, Ordnungssysteme in der altägyptischen Medizin und ihre Überlieferung in den europäischen Kulturkreis, Dissertation an der Universität Hamburg, 2000.

Liste der altägyptischen medizinischen Papyri[1]

Eine ausführliche Abhandlung über Fundumstände, Datierungen, Inhalte und bisherige wissenschaftliche Bearbeitung der einzelnen Papyri ist von Westendorf im »Handbuch der altägyptischen Medizin[1]«gegeben, eine kurze Zusammenfassung vom gleichen Autor in »Erwachen der Heilkunst«.[2] So beschränkt sich diese Liste darauf, die wichtigsten Papyri zu nennen, die bis auf den Schlangenpapyrus Brooklyn alle im »Grundriß der Medizin, Bd. IV«[3] ins Deutsche übersetzt sind, dort allerdings nicht in der ursprünglichen Reihenfolge ihre Niederschrift, sondern geordnet nach »Fallgruppen«. Die beiden umfangreichsten Rezepturensammlungen, der Papyrus Ebers und der Papyrus Smith, sind jetzt neu von Westendorf im »Handbuch der altägyptischen Medizin« fortlaufend übersetzt. Vom Papyrus London ist eine wichtige englische Neubearbeitung von Leitz[4] erschienen. Nur der Schlangenpapyrus Brooklyn liegt bisher noch nicht auf Deutsch sondern nur auf Französisch von Sauneron[5] vor.

1. Papyrus Ramesseum V (Ram V), Mittleres Reich, 12. Dynastie, um 1900 v. Chr.
2. Papyrus Kahun (Kah), Mittleres Reich, 12. Dynastie, um 1850 v. Chr.
3. Papyrus Ramesseum III und IV (Ram III und Ram IV); Mittleres Reich, 12. Dynastie um 1800 v. Chr.
4. Papyrus Edwin Smith, (Sm), Neues Reich, um 1550 v. Chr.
5. Papyrus Ebers (Eb), Neues Reich, um 1550 v. Chr.
6. Papyrus Hearst (H), Neues Reich, um 1550 v. Chr.
7. Papyrus Louvre (Lvr), Neues Reich, 18. Dynastie, um 1430 v. Chr.
8. Papyrus London (L), Neues Reich, 18. Dynastie, um 1350 v. Chr.
9. Papyrus Berlin 3038, Neues Reich, 19. Dynastie, um 1250 v. Chr.
10. Papyrus (med.) Beatty VI (Bt); Neues Reich, 19. Dynastie, um 1250 v. Chr.
11. Papyrus Carlsberg Nr. VIII (Clb), Neues Reich, 19. – 20. Dynastie, um 1250 – 1150 v. Chr.
12. Papyrus Brooklyn 47.218.48 und 85 (Brk); 4. Jahrhundert v. Chr.

---

1 Datierungen nach Wolfhardt Westendorf, Handbuch der altägyptischen Medizin, Leiden/Boston/Köln 1999, S. 6f.
2 Wolfhardt Westendorf, Erwachen der Heilkunst...
3 Herman Grapow/Wolfhardt Westendorf...
4 Christian Leitz, Magical and Medical Papyri of the New Kingdom, London 2000.
5 Serge Sauneron...

Index der lateinischen Pflanzen- und Produktnamen

Index der deutschen Pflanzen- und Produktnamen

Index der altägyptischen Pflanzen- und Produktnamen

Bildquellen

Abb. 1   Torgny Säve-Söderbergh, Privat Tombs at Thebes I, Oxford 1957, Pl. XXIII

Abb. 2   Peter Offenbach, Kräuterbuch des Pedacii Diocorides Anazarbei, Frankfurt 1610, Fig. 587

Abb. 3   Exemplar im Besitz von Renate Germer

Abb. 4   Frans Jonckheere, Les Médecins de l'Égypte Pharaonique, Bruxelles 1958, Fig. 9

Abb. 5   Azene Bekele-Tesemma, Usefull Trees and Shrubs for Ethiopia, Nairobia 1993, S. 397

Abb. 6   Grace M. Crowfoot, Flowering Plants of the Northern and Central Sudan, Leominster 1928, Fig. 36

Abb. 7   Grace M. Crowfoot, Flowering Plants of the Northern and Central Sudan, Leominster 1928, Fig. 66

Abb. 8   Nach Eva Wilson, Ancient Egyptian Designs, London 1986

Abb. 9   Description de l'Égypte, Paris 1824, H. N. vol. II, Pl. 1 und 2

Abb. 10 Azene Bekele-Tesemma, Usefull Trees and Shrubs for Ethiopia, Nairobia 1993, S. 103

Abb. 11 Grace M. Crowfoot, Flowering Plants of the Northern and Central Sudan, Leominster 1928, Fig. 116

Abb. 12 Gustav Hegi, Illustrierte Flora von Mitteleuropa, Bd. V, 2, München 1926, S. 1138

Abb. 13 Leonhart Fuchs, New Kreüterbuch, Basel 1543, Pl. CCCCLVIII

Abb. 14 Peter Offenbach, Kräuterbuch, Frankfurt 1610, Pl. 286

Abb. 15 Köhler's Medizinal-Pflanzen Atlas, Gera 1887

Abb. 16 Nach Davies and Faulkner, in: JEA 33, 1947, Pl. VIII

Abb. 17 Köhler's Medizinal-Pflanzen Atlas, Gera 1887

Abb. 18 Walther Wreszinski, Atlas zur altägyptischen Kulturgeschichte, Bd..., Leipzig 1923 – 1938? Tf.31

Abb. 19 Foto im Keimer-Nachlaß, DAI-Kairo

Abb. 20 Foto Renate Germer

Abb. 21 Jacquemin, in: Kêmi 4, 1931 (1933), S. 114

Abb. 22 Grace M. Crowfoot, Flowering Plants of the Northern and Central Sudan, Leominster 1928, Fig. 79

Abb. 23 Prosperi Alpini de Plantis Aegypti Liber, Padua 1640, S. 82

Abb. 24 Prosperi Alpini de Plantis Aegypti Liber, Padua 1640, S. 30

174

Abb. 72 Kuény, in: INES IX, 1950, S. 86
Abb. 73 Ioannis Veslingii De Plantis Aegyptiis, Padua 1638, S. 45

Standardliteratur

Prosperi Alpini de Plantis Aegypti Liber. Cum Observationibus & Notis Ioannis Veslingii, Accesit Alpini de Balsamo Liber, Padua 1640; in französischer Übersetzung von R. de Fenoyl und botanischen Kommentaren von Vivi Täckholm, Institut Français d'Archéologie Orientale, Kairo 1980

Prosper Alpin 1581 – 1584, La Médecine des Egyptiens, übersetzt aus dem Lateinischen von R. de Fenoyl, Institut Français d'Archéologie Orientale, Kairo 1980

Loutfy Boulos, Medicinal Plants of North Africa, Algonac, Michigan 1983

Des Pedanios Dioskurides aus Anazarbos Arzneimittellehre in fünf Büchern, übersetzt und mit Erklärungen versehen von J. Berendes, Stuttgart 1902

M. A. H. Ducros, Essai sur le droguier populaire arabe de l'Inspectorat des Pharmacies du Caire, Mémoires présentés à l'Institut d'Égypte, Bd. 40, Kairo 1930

Renate Germer, Flora des pharaonischen Ägypten, Deutsches Archäologisches Institut Abteilung Kairo, Sonderschrift 14, Mainz 1985

Hermann Grapow/Wolfhardt Westendorf/Hildegard von Deines, Grundriß der Medizin der Alten Ägypter, Bd. I – IX, Berlin 1954 – 1973

Hanifa Moursi, Die Heilpflanzen im Land der Pharaonen, Kairo 1992

Plinii Naturalis Historia, Loeb Classical Library, Cambridge (Mass.)

C. Plinius Secundus d. Ä., Naturkunde, Lateinisch-deutsch, herausgegeben von Roderich König [u. a.], München/Zürich/Düsseldorf, 1973 bis 1996 (37 Bücher in 31 Bänden)

Walter C. Till, Die Arzneikunde der Kopten, Berlin 1951

Christian de Vartavan/Victoria Asensi Amorós, Codex of Ancient Egyptian Plant Remains, London 1997

Wolfhardt Westendorf, Handbuch der altägyptischen Medizin, Handbuch der Orientalistik, Der Nahe und Mittlere Osten, Band 36, Leiden/Boston/Köln 1999